劇的に上げる・最大限に引き出す

トップジャーナル
掲載への
戦略と思考法 徹底図解

森本　剛
兵庫医科大学
社会医学データサイエンス部門
主任教授

企画協力

西﨑祐史 順天堂大学医学部
医学教育研究室教授

志水太郎 獨協医科大学
総合診療医学講座主任教授

本多通孝 福島県立医科大学
低侵襲腫瘍制御学講座教授

鋪野紀好 千葉大学大学院医学研究院
地域医療教育学特任教授

MEDICAL VIEW

Strategies for getting accepted to top journals
(ISBN 978-4-7583-0971-4 C3047)

Author：MORIMOTO Takeshi
Advisory editor：NISHIZAKI Yuji
SHIMIZU Taro
HONDA Michitaka
SHIKINO Kiyoshi

2025.4.1 1st ed

©MEDICAL VIEW, 2025
Printed and Bound in Japan

Medical View Co., Ltd.
2-30 Ichigaya-hommuracho, Shinjuku-ku, Tokyo 162-0845, Japan
E-mail ed@medicalview.co.jp

Prologue はじめに

　本書は，general な観点で診療をされている臨床医の先生が臨床現場で実施している臨床研究について，研究方法や結果を共有し，ディスカッション形式でいいジャーナルに通るためのロジックや戦略といった，僕の頭の中の思考過程，ロジックを可視化しようとするものです。すでにたくさんの臨床研究の実績もあり，さらなる向上を目指す臨床医にとっても参考になると思いますが，さらに臨床研究をやったことがない，もしくは簡単な発表しかやったことがなく，英文ペーパーに掲載されるような臨床研究はハードルが高くて，手を付ける勇気がない，といった若手臨床医の皆様にこそ，役に立つ本になったと思います。臨床研究というのは，実はこんな感じであれやこれや，みんな悩みながらやっているので，まずは頭の中の曖昧なアイデアや計画，モヤモヤを少し整理してみませんか，というのが狙いです。旅行に行く前に，事前に現地の情報を得ておくと，安心して旅行に行けるし，スムーズで楽しい旅行になる，そんな臨床研究の旅行ガイドです。

　すでに，疫学や統計学に関する成書はたくさんあります。それら成書は原理・原則を確認するのにはとても優れており，僕も辞書的に使っています。一方で，ケースレポートや臨床研究は一つとして同じものがありません。それでも臨床試験なら，ある薬剤の効果をこういう患者を対象としてこういうプロトコルで実施し，こういう報告書を作ればよい，というパターンがあって，それをどこまできちんとなぞれるか，ということになります。しかし，日常診療をベースにした観察研究や，その最小単元であるケースレポートを作成する場合，出たとこ勝負みたいなところがあります。僕は RCT もたくさん実施していますが，どちらかといえば日常診療ベースの観察研究や，RCT やレジストリ研究のサブ解析研究のほうが大好きです。そういう臨床の経験やセンスに基づいた探索的な研究は，教科書的なことだけでは解決できないことが多く，疫学や統計学についての理論的な背景も踏まえたうえで，できるだけ診療の現実や限界も勘案しつつ，でもいいジャーナルに通るような堅牢性や安定性，また臨床医学への適用法やその範囲など，いろんなことを考えながら研究を企画し，実施し，解析し，論文化します。

　臨床研究では，症例一つ，症状一つ，p 値一つとっても，すべてにロジックがあるはずです。過去の研究や論文の模倣だと絶対にコケます。診療と同じで，検査や治療の選択肢はたくさんありますが，臨床医は日々きちんとしたロジックに基づいて選択をしているはずです。臨床研究も同じように，ロジックはたくさんあり，正直僕よりも優れたロジックをもっている研究者はたくさんいます。ぜひいろいろなロジックに触れることをお勧めします。一通りできた論文

を誰かに送って添削してもらっても，ロジックはわかりません。修正後の結果だけです。

　そこかしこに Column を入れています。これらは，僕がやっているワークショップなどで休憩時間に僕のところに持ち込まれる質問や研究を指導していて気になっていること，などを題材に，僕はどう考えて研究をしているか，というトピックを集めてみました。こちらも成書などではあまり触れられませんが，研究をやっているとよく遭遇する問題です。

　章ごとに感想戦を入れています。臨床研究もケースレポートも，同じネタを使っても同じ論文にはならず，必ずオルタナティブがあります。しかし，現実世界ではたった一つのアクションしか選べません。同じネタを使って別のロジック，別のやり方で論文を書けば，それはそれで成立するかも知れませんが，二重投稿になってしまいます。でも，もし別のやり方だったらどうだろう？　このロジックだとジャーナルはどう判断するだろう？　と，いつも頭の中で戦っています。臨床研究のコンサルテーションを毎週のようにやっていますが，「どうしたらいいですか」と聞かれたらほとんどの場合，即断で「僕なら……とするかなあ」と答えます。でも頭の中では，ああしようかな？　こうしようかな？　と考えながらやっています。囲碁や将棋の棋士が，対局後に棋譜を思い出しながら検討する，そんな感じで，一度ディスカッションを終えた，もしくは投稿済みの論文について，オルタナティブや改めて考えたことを文章にしてみました。

　メジカルビュー社は社名の通り，視覚を重視した書籍作りが得意ということでしたので，僕がスケッチしたたくさんのイメージ図を全編にわたってちりばめてもらいました。僕が研究コンサルテーションをしているときは，このようなイメージ図が頭の中を駆け巡っています。僕の解説は喩えが多い，と言われるゆえんです。ぜひ僕の頭の中に描かれているロジックをイメージ図からも感じ取ってみて下さい。

　本書の企画や事例の準備，ディスカッションの運営など，多方面にわたり西﨑祐史先生，志水太郎先生，本多通孝先生，鋪野紀好先生にご協力いただきました。この場を借りて深謝申し上げます。また，僕のわがままな絵描きに最後まで付き合っていただいたメジカルビュー社編集部の加賀智子さんと山田麻祐子さんにも大変お世話になりました。

　さあ，本書を手に取って，日常診療から生まれる臨床研究の実際，いいジャーナルを目指す道筋，そしてそのロジックを，本書に協力頂いた臨床医の先生方になったつもりで，模擬体験してみて下さい。

森本　剛

2025 年 3 月　　　　　　　兵庫医科大学　社会医学データサイエンス部門　主任教授

Contents 目次

1 ケースレポート

① 「珍しい発症機序」を論文にしたい ……………… 12
急性胃アニサキス症による突然発症の激しい背部痛 宮上泰樹
- 伏線はスルーせず回収する
- ケースレポートは「言語化」トレーニング！
- 投稿する雑誌に合わせてフォーカスするテーマを変える
- いいジャーナルにアクセプトされる確率を上げる方法

感想戦 「伏線回収」という視点から考える別プラン

② 「珍しい疾患の合併」を論文にしたい ……………… 24
自己免疫性胃炎に合併した胃底腺型胃癌の1例 永橋尭之
- 1つ1つが弱ければ，複数で闘う
- タイトルで「ジャケ買い」を狙う
- 病理と放射線科を巻き込むとチャンス↑
- 日本人の報告なのだから，医中誌は大事

感想戦 「まれ」で終わらせてはいけない

トークセッション
ケースレポートのキモ 志水太郎×鋪野紀好×森本 剛 ……………… 32
- 「全部いける」発想
- 論文では「一番言いたいことだけ」を言う
- 新規性とは「PubMed で検索して 100 件以下のテーマ」
- 独自性とは「着眼点を変えること」
- 書こうと思ったら，すぐに誰かにサクッと相談
- 著者メンバーはどうする？
- 英語で書いたほうがケースレポートのお作法がわかる
- 英語のハードルが高いなら日本語から？
- どういう順番で書く？ 「おもろいポイント」を絞るために
- あるあるピットフォール
- 投稿戦略をどうするか？
- 論文を書くのは「楽しい長期投資」

感想戦 ケースレポートの道は臨床研究論文に通ず

2 前向き観察研究

① 「従来型」と「新規型」を前向き比較したい。

研究デザインはどう考える？ 58

モニタリングシステムを用いた院内血糖管理は
入院患者の血糖コントロールを改善するか？　関　隆実／小坂鎮太郎

- 分割時系列解析（ITS，Interrupted Time Series Analysis）って？
- 医療システム変更の研究，2群はどうやって設定する？
- 研究はトレードオフ

感想戦　「前提」をしっかりアピールする書きっぷり

② 前向き研究の精度を高めて

ネクストステージである RCT に進みたい 68

もしも誤嚥性肺炎患者に歯科医が口腔ケアをしたら，
予後が改善するか調査した研究　宮上泰樹

- ヒストリカルだからバイアスがかかるわけではない
- 観察研究のサンプルサイズは根拠が言えればそれでいい
- 単一施設 vs.多施設，どちらが accept されやすい？
- カプランマイヤーに必ず入れるべき3行
- Surrogate はどっちなのか？
- 対照群の不利益をどう考える？

感想戦　前向き研究か？　シングルアームの介入試験か？　の分岐点

3 後ろ向き観察研究

① DPC データベースを用いて論文を書きたい 86

75 歳以上の切除不能進行・再発胃癌患者に対する
一次治療としての減量多剤併用療法の有効性：
過去起点コホート研究　山本竜也

- データベース研究の難しさ
- Discussion の構成は？
- 解析手法の評価について詳細に書くべき？
- IPW（Inverse Probability of Treatment Weighting）は信頼性が高い？
- 畑を耕す

感想戦　「先行研究との比較」では何に気をつけなければならないか？

② 多施設共同コホート研究から 新しい予後予測モデルを作りたい ……… 102

StageⅣ大腸癌患者における遠隔臓器転移様式による 全生存期間予測モデルの開発： 地域基盤型多施設共同コホート研究 　河村英恭

- 別論文にするには？
- 海外の基準に合わせる？
- 変数の数が多いと，内的妥当性は上がり，外的妥当性は下がる
- スコアはアプリ化する時代
- いいカプランマイヤー，悪いカプランマイヤー

感想戦 　きちんとしたデザインで 1,000 例集めて， いいジャーナルを目指す！

③ レセプトデータを用いた観察研究で 入院を減らしたい ……… 120

日本の大都市圏の急性期病院における Ambulatory Care Sensitive Conditions の 入院率とその特性 　藤田　聡／安本有佑

- 分母と分子を明確に
- COVID-19 の影響をどう考える？
- 先行研究をどこまでなぞる？
- χ^2 検定に両側 p 値はない
- 新規性はどう出す？
- キングギドラ論文になってはいけない

感想戦 　カルテからの情報をフルに活かせるのは，単施設研究ならでは

4 ランダム化比較試験

① 研修医を対象として

教育的なテーマで行った RCT を論文にしたい ⋯⋯⋯⋯ 134

救急外来の症例引継ぎのプレゼンテーションをするときの暫定診断の情報提示のタイミング，そしてその正誤が診断精度に与える影響　天野雅之

- 対象のキャラクターは詳しく書く
- 論理的整合性を整えるべし
- 省くことがアピールになるときがある
- 人単位ではなく，シナリオ単位にしてみる
- p 値よりも 95 ％信頼区間
- 状況がわかりやすいことが大事
- Limitation はトリセツ
- 都合が悪いことも書く
- ランダム化ではなく，準実験的解析
- 層別化解析する？

感想戦　RCT にはランダムの神様がついている

②「ダンスで世界中の脂肪を幸せにする」

RCT がしたい ⋯⋯⋯⋯⋯⋯⋯⋯⋯⋯⋯⋯⋯⋯⋯⋯ 154

高血圧患者におけるダンス動画の継続率・効果を評価したランダム化比較試験　宮上泰樹

- 1 人だけ逸脱したデータを出す被験者がいたらどうする？
- サンプル数の少ない RCT は層別化を考慮
- ストーリーは必ずあるはず
- ドロップアウトをどう解釈する？

感想戦　サブグループ解析を通して，実臨床が見えてくる

スペシャルトーク

臨床研究の表と裏—NEJM 掲載秘話— 森本　剛 ⋯⋯⋯⋯⋯ 169

- ■ 脳梗塞に対する血管内治療
- ■ keep in touch の大切さ
- ■ ローマは1日にして成らず，研究も1日にして成らず
- ■ 前のデータを参考にする
- ■ 戦略的にスケジュールを立てる
  - 主要評価項目
  - 画像評価認定システム
  - 直接指示できる体制をつくる
  - ターゲット学会，雑誌を決める
- ■ Science ！ Drinking ！ Golf ！ hot Spring ！　論文合宿
  - ライバルの情報を収集し，担当 editor とのチャネルを作る
  - 怒涛の年末
  - 元旦の朝7時に revision の連絡
- ■ 飲み歩く時間が未来への研究の礎になる

感想戦 **最高峰にはチームワークの信頼性で挑め！**

Column

① 論文執筆における「正解ルート」は，一つではない ⋯⋯⋯⋯⋯ 23

② 指導医に恵まれなかったらどうする？ ⋯⋯⋯⋯⋯ 56

③「これは対象群じゃない」ってどういうこと？ ⋯⋯⋯⋯⋯ 82

④ 論文執筆に必要な「大局観」は囲碁と似ている ⋯⋯⋯⋯⋯ 83

⑤ 森本先生の論文合宿はブートキャンプ？ ⋯⋯⋯⋯⋯ 84

⑥ 論文で「パンデミックの影響」はどう扱う？　どう書く？ ⋯⋯⋯⋯⋯ 101

⑦「これから論文を書き始めて，最終的にはトップジャーナルに載りたい！」，
　　まずなにからどうする？ ⋯⋯⋯⋯⋯ 131

⑧ よい Figure 1 と Table 1 を見極めるチェックポイント ⋯⋯⋯⋯⋯ 132

⑨ AI 時代に論文執筆はどうなる？ ⋯⋯⋯⋯⋯ 153

⑩ 最新の統計解析を学ばないといいジャーナルには通らない？ ⋯⋯⋯⋯⋯ 165

⑪「これから統計解析を学びたい」，なにから始める？ ⋯⋯⋯⋯⋯ 166

⑫ p 値の考え方が変わった !? ⋯⋯⋯⋯⋯ 167

⑬ p 値よりも 95%信頼区間が大事 ⋯⋯⋯⋯⋯ 168

執筆者一覧

執　筆

森本　剛	兵庫医科大学 社会医学データサイエンス部門 主任教授

企画協力

西﨑祐史	順天堂大学医学部医学教育研究室教授
志水太郎	獨協医科大学総合診療医学講座主任教授
本多通孝	福島県立医科大学低侵襲腫瘍制御学講座教授
鋪野紀好	千葉大学大学院医学研究院地域医療教育学特任教授

執筆協力（セミナー受講）

宮上泰樹	順天堂大学医学部総合診療科学講座
関　隆実	東京都立広尾病院病院総合診療科
小坂鎮太郎	東京都立広尾病院病院総合診療科部長
藤田　聡	板橋中央総合病院救急総合診療科
安本有佑	板橋中央総合病院救急総合診療科
河村英恭	福島県立医科大学低侵襲腫瘍制御学講座講師
山本竜也	福島県立医科大学低侵襲腫瘍制御学講座
永橋尭之	福島県立医科大学低侵襲腫瘍制御学講座
天野雅之	南奈良総合医療センター総合診療科医長

1

ケースレポート

「論文を書いてみよう」と思い立ったとき，まずケースレポートに取り組むことが多いと思います。

この章では，ケースレポートの雄・志水先生，鋪野先生とともに，テーマ設定の仕方から，伏線を抑えた議論の展開の仕方まで，「いいケースレポート」にするための戦略を議論します。

さらに「ケースリポートのキモ」をトークセッション」！「全部いける発想」「おもろいポイント」などのキモをおさえたら，すぐにケースレポートを書いてみたくなること請け合いです。

ケースレポート

1 「珍しい発症機序」を論文にしたい
急性胃アニサキス症による突然発症の激しい背部痛

宮上泰樹

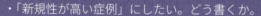

相談事項

・「新規性が高い症例」にしたい。どう書くか。
・最初に想定した診断と違ったことをどう書くか。

Introduction

宮上：アニサキスの幼虫はサバやカツオ，イカなどの魚介類に寄生する線虫で，体長は 2〜3cm です。人間の胃や腸に入ると数分〜数時間の間に急性アニサキス症を起こし，心窩部痛・悪心・嘔吐を呈します。生で魚を食べる日本，またスペインなどの地中海地方で多く発生しています。胃アニサキス症の症状としては，1989 年の報告では上部腹部痛が 100% と報告されています（Springer-Verlag（book）1989）。

Case

宮上：症例は 80 歳男性です。来院前日の就寝中，背部全体にこれまでの人生で感じたことのないような痛みを自覚し，その後も痛みが継続したため，当科外来を受診しました。冷や汗を伴うものの，嘔吐や悪心，腹痛，胸痛，呼吸困難や血痰などはありませんでした。Numerical Rating Scale（NRS）は 10 で，呼吸や体動で痛みは変化せず，疼痛部位は移動しませんでした。そのほかの既往歴は **表 1** の通りです。意識清明で，バイ

表1

来院時現症

バイタルサイン	意識	清明
	体温	36.5℃
	心拍数	56 回/分
	血圧	148/64 mmHg（左右差なし）
	呼吸数	12 回/分
	SpO$_2$	98%（室内気）
身体所見	頭頸部	異常なし
	胸部	心音整　心雑音なし　肺雑音なし
	腹部	平坦・軟で圧痛なし　腸蠕動音亢進減弱なし　血管雑音なし
	四肢	脈の左右差なし　皮疹なし

そのほかの歴

嗜好歴	飲酒　毎日2合 煙草　40パック/年
食事歴	新鮮なイカ，マグロ（発症11時間前に摂取）
内服歴	セルニルトン錠，オルメテック錠
そのほか	家族歴，ペット飼育歴，海外渡航歴，性交渉歴は特記事項なし

検査値

WBC	5,400/μL	Alb	3.7 g/dL
Neutro	64.9%	CRP	1.6 mg/dL
Lympho	24.6%	D-dimer	1.8 μg/mL
Eosino	3.3%	Amy	75 U/L
Hb	14.6 g/dL	リパーゼ	45 U/L
Plt	15.7 万/μL	尿検査	RBC（−） WBC（−） 蛋白（−）

タルは特に問題なし，身体所見上も大きな異常はありませんでした。

冷や汗を伴う突然発症の強い背部痛ということで，僕は大動脈解離を疑い，採血で腎機能だけ確認して，造影CTを撮ることにしました。

採血の結果は，Dダイマーは高いけれど微妙なところでした。膵炎や尿路結石も疑いましたが，解離も肺塞栓もなくて膵酵素もきれいです。CTを見直しているときに，食事歴に気付きました。イカとマグロを食べており，CTでも浮腫んでいる箇所がありました。胃の体彎下部にアニサキスが見つかり，アニサキスを取ったら症状もよくなりました。

Discussion

伏線はスルーせず回収する

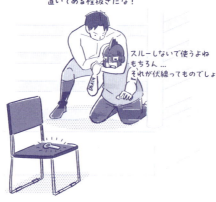

鋪野：宮上先生はこのケースのどこを面白いと思われたのですか．

宮上：アニサキスが背部痛を主訴とすることが面白いと思いました．

鋪野：そこに新規性があるか検証が必要ですね．アニサキスで背部痛になる報告は過去にあったのですか？

宮上：PubMed と Google Scholar で調べたところ，アニサキス疑いで解離だった報告はありましたが，背部痛を訴えるアニサキスの報告はありませんでした．

鋪野：PubMed や Google Scholar で調べてもみつからなかったということは，実は非常によくあることだと思います．教科書には載っていなかったのですか？

宮上：UpToDate® などをみた限りでは back pain と書かれたものはみつからなかったので，新規性が高いと想定しました．

鋪野：胃潰瘍など，胃に症状があるときに背部痛になることはどのぐらいあるのですか？

宮上：関連痛の一種で背部痛をきたすという報告はみつけました．

鋪野：関連痛からの背部痛というストーリーですよね．アニサキスから背部痛

が出現したロジックを埋めるために文献を調べたわけですよね．胃に障害が起きたときに関連痛が出るのは心窩部が多いですが，側胸部や背部にも出ます．**このようなストーリーが成り立てば，論理的な補強になるかもしれません．** 解離を想起したのはどういう理由ですか？

宮上：激しい疼痛，冷や汗を伴う，高血圧の既往，の3点を問診票で確認してそう思いました．

鋪野：もし解離を疑っていなければ，既往歴や内服状況，喫煙歴といった解離とつながる情報は聞き出せなかったでしょうね．アニサキスで突然発症するというメカニズムは，どのようなロジックで組み立てたのですか？

宮上：2023年のBMCの論文にアニサキスによる腹痛の機序の論文がありましたが，「あまりよくわかっていない」と書かれていました．僕はアレルギーの突然発症と考えましたが，そうすると関連痛の説明がつかず，モヤモヤとしたまま最後まで書き進めてしまいました．本症例はいくつかの雑誌にもう投稿してしまった症例で，背部痛が関連痛として起きたとして，それを症状からうまく言うことができませんでした．査読者からも「これは本当に関連痛なのか？　内臓痛なのか体性痛なのか，神経障害疼痛なのか心因性疼痛なのか，うまくフォーカスして書ける方法があったらいいですね」とコメントがありました．最初から病歴をうまく聞けたらよかったのですが，もう終わっている段階でした．

鋪野：後ろ向きではあるけれども補強する必要があるかもしれないですね．胃の病変があると痛みはどこに出るのかは先行研究でまとまっているので，背部痛は例えば2割で起きるとか，1割で起きるとか，そういったものを引用すれば補強できると思います．ところでアレルギーは突然発症（sudden）なのでしょうか，急性（acute）なのでしょうか．Suddenだと基本は外傷や血管の破裂ですので，この症例はacuteという感じがしますが，どちらの解釈ですか？

宮上：患者が後日別件で受診したときに，「痛みで飛び起きた」と言っていたので，suddenだと思っています．

鋪野：就寝時に痛みで起きた場合，痛みがある程度完成したときに覚醒した考えられるので，suddenだけではなく，acuteの可能性も十分あります．そこのロジックを引用などで示せればよいと思いました．発汗過多など

の交感神経症状を伴うことは，大動脈解離だとありえますが，アニサキスもそうなのですか？

宮上：過去の報告ではありませんでした。「冷や汗」で文献を検索していなかったので，たしかにどうなのかわからないです。

鋪野：アニサキスに限らず，冷や汗が起きるのはどんな病態でしょうか？

宮上：交感神経優位になって冷や汗が出る機序というわけですね。そこを深掘りすればよかったのですね。

鋪野：おそらく**「本当に冷や汗だったのか？」を検討する必要があると思います**。脂汗でも患者本人は「冷や汗」と言ってしまうことがあると思います。冷や汗は，末梢がアドレナリンで締まるから冷たく感じるわけですよね。その場で患者を診たときに，四肢が冷たかったかがポイントだと思います。

宮上：「解離だ」と思い込んでしまい，四肢は触っていませんでした。

鋪野：そうすると，冷や汗ではなく，単に疼痛からの発汗かもしれません。アニサキス→交感神経優位→冷や汗という**ロジックを説明できない場合は，ほかの情報を見直すことも，伏線回収のポイント**だと思います。

ケースレポートは「言語化」トレーニング！

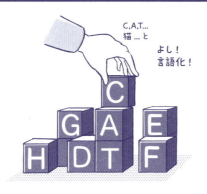

鋪野：Dダイマーが高いのはどう解釈したのですか？

宮上：高齢というだけでは説明がつかないぐらい高かったのですが，たしかにここを回収しないまま終わらせてしまいました。

鋪野：回収したほうがいいですね。**結局ケースレポートって，どう考えてどう振り返るかがポイントです。考えて，言語化できるというトレーニングです。**言語化できれば臨床能力の向上につながります。大動脈解離のときのDダイマーのカットオフ値はどのくらいですか？　2だとすると，健常時で1.8という数字はどうでしょうか？　アニサキスだとわかったので，再検してはいないですよね。そうすると，この患者がもともとこのぐらいの値なのか，アニサキスに関連して上がっているのかわからないですよね。もし上がるとすると，偽陽性と考えると思います。これまでの報告があるかを確かめるのが，伏線の回収だと思います。好酸球が上がっていませんが，これはどのくらいあることなのですか？

宮上：実は査読者にも「IgEをなぜ載せないのか」と突っ込まれました。そもそもアニサキスを疑っていなかったので採っていなかったことと，アニサキスで好酸球は上がらないことも結構あると書かれていました。

鋪野：採血だけでの判定は難しいので，そこをどう論じるかだと思います。CT画像単独でも報告できる価値があるのかなと思いましたが，アニサキスのCT画像についての報告はありますか？

宮上：胃アニサキス症のCT画像はいくつか報告がありましたので，残念ながらCT画像での論文化は諦めました。胃が限局性に浮腫むという特徴がありますが，潰瘍などでも同じような所見を起こしうるので，CTだけで胃アニサキス症と診断するのは難しく，内視鏡検査をしないとわかりません。

鋪野：胃に病変があることはわかりそうですね。解離を疑うとそちらをフォーカスして読んでしまうから見逃しやすいかもしれません。エラー系で論じるのであれば，そういう方向性で論じてもいいのかと思いました。先行研究では，情報を与えられて読影する場合とそうでない場合で，どちらの見落とし率が高いのかというようなものがありますので，そういった論文を引用すると論拠が深まると思います。

宮上：そうですね。あとは1個見つけると満足してしまうような報告もありますね。この症例もうまく活用できればと思います。

鋪野：ちなみにCTの画像に使用する矢印の色は何色がお好きですか？

志水：**僕は黄色ですね。**

鋪野：僕も黄色系とか，緑系にすることが多いです．余談でした．

投稿する雑誌に合わせてフォーカスするテーマを変える

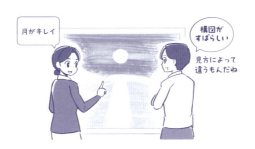

宮上：①解離を想起するような背部痛で発症したこと，②解離を想定して診断したが実はアニサキスが原因のように，診断が異なるときにどうするかということ，この2つがこの症例のDiscussion Pointだと考えました．過去の論文で，急性冠症候群が疑われてアニサキスだった場合（Pérez RF, et al. Radiologia 2022；64：245-55. PMID：35676056），アニサキスが疑われて解離だった場合（Yamada T, et al. BMJ Case Rep 2022；15：e249281. PMID：35232749）が報告されています．どちらも突然発症なのか，メカニズムがどうしても気になって，論文を苦労してみつけました（Rivers AB, et al. J Am Med Assoc 1944；125：421-6.）．ここから苦肉の策で考えたのが，アニキサスが噛む→内臓痛→脊髄神経を求心性に刺激→背部痛というメカニズムです．胃の関連痛はTh 5～10で起きることが結構多く，本症の疼痛部位にもかなり近いことから，このメカニズムで論じていきました．そもそもアニサキスの腹痛の機序がわかっていませんので，アレルギー反応や直接刺激の影響や，もともとの胃炎があると症状が出にくいという報告も追加し，アニサキスの痛みを同定するのは難しい，背部痛の場合は特に難しいと書き進めました．今回の症例のように，**鑑別診断につまづいたときこそ，基本的な情報を見直し再評価することが重要**だと感じました．

鋪野：なるほど。診断エラーについて触れたい感じですね。

宮上：最初に投稿した雑誌が International Journal of Medicine（QJM），次に American Journal of Medicine（AJM）で，「想定と診断が異なっていたときにどう戻るか」を強調して書き，消化器系の雑誌 Journal of Gastro-enterology and Hepatology（JGH），JGH open に出すときには「解離を想起するような背部痛で発症したこと」を強調して書くというように，**強調するところを雑誌ごとに変えて投稿しました。**

鋪野：それはいい戦略ですね。そのジャーナルに合ったテーマを選んだわけですね。総合診療系でいくか，消化器系でいくかは迷いましたか？

宮上：僕個人としては診断プロセスの部分が衝撃的だったので，総合診療系から攻めていこうと思ったんですけど，主要どころに振られてしまったので，今度は消化器系で攻めていってみようと考えました。総合診療系に出すときは「イカを食べた」という病歴を「あとからわかった」情報として書き，消化器系に出すときは「イカを食べた」というところを強調して書きました。

鋪野：AJM の editor のコメントはどうでしたか？

宮上：「専門的過ぎる」って（笑）。

鋪野：循環器系の雑誌も考えてもよさそうですね。

いいジャーナルにアクセプトされる確率を上げる方法

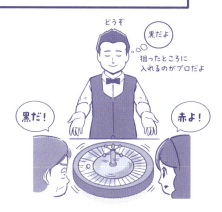

志水：背部痛が起こるのは胃の比較的背側で，背側の神経は回転の関係から背部痛を起こしやすいですよね。腹のフィジカルはどうだったのですか？圧痛は処置されなかったのですか？

宮上：膵炎も疑っていたので，反跳痛も含めてしっかり触っていきましたが，あまり所見がなく，圧痛もなく……。

志水：圧痛がなかったから，関連痛を考えるということではないでしょうか。もともとの先生のモチベーションが「解離だと思った」というところにあるから，「アニサキス vs. 解離」にフォーカスするのが先生的には一番シンプルなわけですね。どこにエラーがあったのかを分析することがモチベーションだったのだと思います。

宮上：おっしゃる通りです。書いている間にどんどん背部痛のことにフォーカスしていってしまったところがあります。

志水：それはそれでよいのかもしれないですけれどね。解離を調べるのは妥当なはずなのに，胃の肥厚などを見逃してしまうと診断に詰まる。いわゆるクラスターですよね。**それをどういうふうに見分けるかを Discussion だけで相当論じることができるのではと個人的には思いました。**

鋪野：画像をほしがっている雑誌はあるので，画像メインで書いて，スパイス的に背部痛の話をもってくるような展開にすると，通る確率が上がるかなと思いました。世界的にみると，**日本に多い病気って海外の人が好きだったりします。**典型例がツツガムシと日本紅斑熱です。

志水：QJM はご当地ものを好むので，最初に出せばよかったんですよ。アニサキスがショックを起こすような疾患と違うのは，痛みは激しいけれど重篤感があまりないところだと思います。発症は食後 11 時間後ですが，中央値は 4〜6 時間ですよね。食後 11 時間だと，アニサキスを除外してしまうエラーが起こりうる。そこはどう考えたのですか？

宮上：80 代の男性にしては，胃の所見もなく，胃カメラもやったことがないと言っていました。

志水：胃に萎縮があるかもしれないですよね。胃の状況も一つのトラップになっている気がします。**この症例は uncommon, untypical というケースだから，総合診療系の雑誌のなかでもマイナーなものを取り扱う雑誌に投稿したという観点はいいと思います。**今回は解離がターゲット

だったので，解離との輪郭や距離感の違い，診断上の距離感の違いを明確に出していくのがすごく面白いのではないかと思います。typical なアニサキス症から何が外れているのか，じゃあどうしたらいいのかが，読者が知りたいところだと思いますので，先生なりにお書きになられるといいと思います。

宮上：診断エラー関連で書くと，結構似たような感じのメッセージになってしまうことが多いです。例えば「臨床経追を振り返る」とかいうことって，書かざるをえない部分もありますが，毎回それを書いちゃうとどうなんだろう，って思うところがあったりします。

鋪野：「臨床経過を振り返る」は抽象的なメッセージなので，**そのケースにspecific なメッセージにしてみればいいと思います**。アニサキスと大動脈解離の違いを振り返るときに specific に詰めていくと，メッセージ性が高まると思います。

戦略と思考法

- 伏線を回収するため，本当に〇〇だったのかを丁寧に振り返る。
- 「最初に想定した診断と違った」ということは，投稿する雑誌の領域の幅が広がったともいえる！強調するポイントを雑誌ごとに変えてみる。
- 思考の過程を Discussion で Specific に論じられれば，独自のメッセージのある論文になる。

本論文は下記に掲載されています。

Yamamoto R, Miyagami T, Nishizaki Y, Nishimura H, Tsumura Y, Naito T. Sudden-Onset Severe Back Pain Caused by Acute Gastric Anisakiasis. Cureus 2024；16：e52124. PMID：38344506

さらに 感想戦

「伏線回収」という視点から
考える別プラン

　臨床ではアニサキス症をみつけるとワーッと盛り上がり，その日の医局の雑談のネタになったりします。ただ，誰もが知っている病気であり，経過もわかりやすいので今時ケースレポートにはなりにくいように思いますが，流石です。大動脈解離疑いからのアニサキス症は文献であまり扱われていないことを文献検索で見い出し，ケースレポートに繋げました。話の途中で画像にフォーカスを当てた論文も行けそう，という話になりました。胃病変を目的としない上腹部の画像検査で incidental にみつかった所見を臨床経過に当てはめた，というストーリーにもできそうですね。

　伏線回収という観点からも，別の論文が書けそうですね。 今回は冷や汗とか D ダイマーも伏線として使えそうで，それを回収して別のストーリーも展開できそうという話でした。逆に，それらが実は red herring（本来のターゲットから注意を逸らそうとするもの）だった場合は，それはそれでまた診断エラー系の論文が書けそうですね。

　逆に，何でもかんでも伏線を置いて（論文上で提示して）しまうと，どの伏線を拾っていいかわからなくなるし，全部拾っちゃうと使えないし，そのあたりは著者の選択かな？**プロレスのパンツやリングサイドに潜めておく凶器（何故か栓抜き？）は一つだけにしておこう。で，必ず拾って使ってね。**

　一方で，その気になればディスカッションできそうな重要な所見が提示されているんだけど，論文中でまったく扱われていない（伏線回収なし）と，著者はこの伏線は使いたくなかったんだろうな，査読の際に査読者から指摘されたから追加したけど……などと勘ぐっちゃう。まあ，そういう意味で，**凶器の準備も利用も，プレーヤーが意識的にやらないと。** 使うのか，使わないのかわからない栓抜きが落ちていると，観客は気になって気になって……。

　そういえば，臨床研究のワークショップで一緒だった北海道の救急の先生と話をしたら，アニサキスも噛み切れば死ぬので，生のサバとかも，口の中で何十回もすり潰すように噛めばいい，とか言っていたな。誰かやってみて，ケースレポートしてくれないかな？

column 1

論文執筆における「正解ルート」は，一つではない

　僕が論文の解析や執筆のセミナーでプレゼンを聞いているとき，いつも「どういう形の論文になりそうか」というゴールをイメージしながら聞いています。そのゴールに向かうにあたって欠けているパーツを埋めるようにアドバイスしています。多くの臨床の先生方は，自分ではその欠けているパーツに気付けない。それは「慣れていないから」です。僕は何百と論文を書いていて，ゴールが見えて，必要なパーツをもっているからそれに気づける。みんなはドアを開けて，「さあどこに行きましょうか」みたいな感じでイメージがないから右往左往してしまう。必要なのはやっぱり「大局観」です。

　ただ，僕の「こう修正したほうがいい」というアドバイスは，**「たった一つの正解」ではないんです**。例えば「伏線を拾え」というアドバイスとは逆に，「拾うことのリスクを考えて拾わない」というアドバイスも成立します。フォーカスが絞りきれなくなる場合があるからです。どちらのアドバイスもパターンとして当然成立しうる。なぜ拾うのか，拾わないのかという理由が大事です。

　「伏線をプレゼンしない」というオプションもあります。例えばデータのなかにリスクがすごく高い集団が含まれてしまっているとき，その集団の解析をする選択肢と，解析をしないという選択肢があります。解析をしてそこをDiscussionにしてしまうと，そこが際立ってしまって，全体像がぼやける可能性があります。逆に，そこをプレゼンすることによって，過去にない新しい論文のテーマになったり，周辺解析を含めたフォーカスになったりという可能性もあります。**なにかを選択するときには，選択した場合・選択をしなかった場合のどちらにも必ずロジックがあるはずです**。「別の論文にしたほうがいい」というアドバイスには，「別の論文にしない」というストーリーも当然あるということを考えなくてはいけない。医師はみんな受験勉強が得意だから，答えは一つしかないと思っているかもしれないけど，論文は数学とは違うからそんなことはない。芸術に近いとまではいわないけど。

　AというストーリーとBというストーリーどっちも可能なんだけど，AとBのどちらかは取らなければならないという話です。**僕にはゴールが見えているんだけど，直感的に選んでいるところももあります。もちろんそれで勝つ必要がありますが**(笑)。

ケースレポート

2 | 「珍しい疾患の合併」を論文にしたい
自己免疫性胃炎に合併した胃底腺型胃癌の1例

永橋尭之

相談事項

・珍しい疾患の合併を「新規性の高さ」を打ち出して論文にしたい。
・なぜ合併が起こったのか，因果関係の有無をどう書けばよいか。

Introduction

永橋：胃底腺型胃癌と自己免疫性胃炎の合併はかなりまれであり，PubMed で検索したところ，直近2年では，英文誌での報告がわが国から1例，和文誌での報告が1例あるのみでした。新規性を押し出して報告できればと思います。

Case

永橋：症例は60歳女性，主訴は特にありません。検診目的の上部消化管内視鏡において胃体上部小彎に隆起性病変が指摘され，生検で Group 5 と診断されました。既往歴はバセドウ病，胆嚢摘出術（急性胆嚢炎）で，内服歴，喫煙歴，飲酒歴，アレルギーはありません。血算，凝固関連，甲状腺関連にて特記事項はありません。抗胃壁細胞抗体陽性（40倍），ガストリン高値（399.0 pmol/mL），*Helicobacter pylori* 抗体は 7.8 U/mL でした（値からは既往感染と断定できない）。内視鏡的粘膜下層剥離術を行っ

たところ，治癒切除が得られました。

自己免疫性胃炎は胃底腺に萎縮をきたす疾患のため，胃底腺型胃癌の発生母地にはなりにくく，両者の合併は本来起こりにくいと考えられます。内視鏡所見と生化学検査所見は自己免疫性胃炎に矛盾せず，病理学的に腫瘍は胃底腺型胃癌の免疫形質を有していました。自己免疫性胃炎の発癌のメカニズムとして，過去の報告ではニトロソアミンや高ガストリン血症の関与が提唱されており，本症例でも同様の病態と考えられます。非萎縮粘膜に発生する胃底腺型胃癌と，本症例のような，自己免疫性胃炎に合併した胃底腺型胃癌とに違いがあるのかまで踏み込めればと思います。現在，両者に共通する遺伝子変異があるのか，遺伝子解析を追加して検討中です。

Discussion

1つ1つが弱ければ，複数で闘う

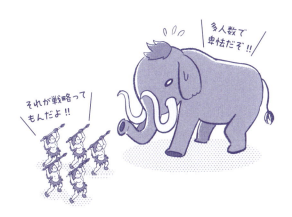

志水：この論文の読者対象は誰ですか？
永橋：消化器内科専門医です。珍しい疾患の合併なので，偶然起きたのか，因果関係があって起きたのかを詰めていけたらと思っています。過去の報告をみると，ガストリン高値が進むほど通常型の胃癌の合併が多いとい

われていますが，数千単位での上昇です。本症例ではたしかに高値では
あるけれども，そこまで高くはありません。自己免疫性胃炎としての病
態が未完成で，胃底腺が残存してたがゆえなのではないかとも考えられ
ます。

志水：自己免疫性胃炎から胃底腺型胃癌になるのかを検討する論文ということ
ですね。**この症例が東スポ的な記事だとしたら，「なぜ起こった⁉」み
たいな話ですよね？　「なぜ起こった⁉　胃底腺型胃癌。萎縮性胃炎→
胃底腺型胃癌⁉」，猪木バチーン！　みたいな感じですか？**　関連があ
るのかないのか微妙な感じのデータがいくつか残っているのであれば，
別の曝露があって，それが胃底腺型胃癌につながったという観点も考察
では入れられると思います。*Helicobacter pylori* 抗体価はもっと高かっ
たのが，下がってきていた可能性はありませんか？　ガストリン高値と
の関連は検索では出てこないですか？

永橋：胃底腺型胃癌と *Helicobacter Pylori* の萎縮性はあまり関連がないといわ
れているので，本症例でもそのように考えています。

志水：二者の関連についての根拠が弱いのであれば，**未来につながるものがな
にか必要ですよね**。可能性としてＡ，Ｂ，Ｃがあるけれども１個１個は
エビデンスとしてはちょっと弱い，しかし複合的な要因で発癌につなが
ることを整理するのはいいメッセージかもしれません。

鋪野：自己免疫性胃炎がどう胃癌につながったかという因果関係のロジックを
どう作るかですよね。「自己免疫性胃炎の人は胃癌にもなるから，注意し
なきゃいけないよね」というメッセージになれば面白いですね。新規性
としては遺伝子の関連をロジックで詰めているところなわけですよね。
そこはウリになると思います。

志水：本症例１例だけでは難しいですが，萎縮性胃炎のほかに要因があるとし
たら，中長期的な問診を追加して関連を明らかにしていくことができる
かもしれないですね。**そういうことを論文の最後のほうに示唆できれ
ば，すごく現場感のある論文になると思います**。欠損がいっぱいあるか
もしれないけど，リスク因子を一応全部挙げてみるのはどうでしょう
か。ぶっちゃけると，萎縮性胃炎がまったく関係ない可能性もあります
よね。

永橋：完全に偶然ということは，ありうることだと思っています。ただ珍しい疾患の掛け合わせなので，関連があると考えるのが自然だということで議論を進めていこうと思っています。

志水：査読のときに「偶発であった可能性があるか」というチェック項目がありますよね。違うと思うということは，一応ちゃんと展開しておいたほうがいいと思います。

タイトルで「ジャケ買い」を狙う

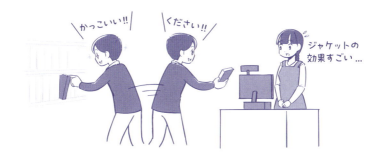

志水：**論文の構造として，何を言いたいのか，読者がこの論文を読んで何を学べるのかが明確になっていればいい**と思います。タイトルのつけ方も結構重要かもしれないですよね。「自己免疫性胃炎に合併した胃底腺型胃癌」だと，限られた読者しかターゲットにならないと思います。「胃癌の複合的要因」「萎縮性胃炎からの胃がんの発症可能性」のようにすると，ジャケ買いしてもらえると思います。**検索視点でのキーワード戦略によっては，読者層をもう少し広げることができるので，インパクトが大きいと思います**。やはり大衆受けは大事です。せっかくいいことが書いてあるのに，30秒しか読まれないのであればもったいないと思います。

森本：タイトルってPubMedを引くときにすごく重要です。先生方のプラクティスをもう少し教えてもらえますか。

鋪野：ジャーナルによって違うと思います。ジャーナルによっては謎解き的な感じのほうが面白そうだということもありますが，本症例ではキーワー

森本：ドをポンポンと並べて組み合わせるのが，おそらく一番インパクトがあると思いますので，ストレートに行ったほうがいいかなと思います。

森本：逆に謎解き系はどういう人が検索するんでしょうかね。

鋪野：おそらくその雑誌を好きで見ている人が「今週なんだろうな」ってそういう感じで読んでいるのだと思います。

森本：お客さんによっては，店名を見るだけで，何が出るかわからんけど，ちょっと入ってみようかという人もいるでしょう。一方で，表のメニューを見て「これとこれを食いたい，飲みたい」と店に入ってくる人もいて，おそらく客層が違うという感じでしょうね。僕は後者で，必要に応じて論文検索をするタイプなので，**タイトルはこの論文がどういう検索のされ方をされ，どういう使われ方をするのかを考えてつけるべきだと思います。**

永橋：遺伝子解析で面白いものが出れば，「遺伝子」というワードを入れるのも一つの手かなと思います。

森本：具体的な遺伝子プロファイルをタイトルに入れたほうが検索にひっかかりやすいよね。

病理と放射線科を巻き込むとチャンス↑

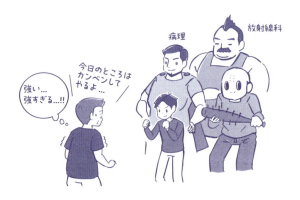

鋪野：自己免疫性胃炎は，胃底腺ではない普通の胃癌は合併しやすいのですか？

永橋：普通の胃癌の合併のほうが多くて，そのような報告もあります。

鋪野：自己免疫性胃炎には胃癌の合併が多いっていうロジックがあって，そのなかでもまれに胃底腺癌を合併してしまう場合があるというのが今回の流れですね。面白いですね。今回のケースレポートの共著者はどんな感じなんですか？　**病理の先生の巻き込みが超大事だと思います**。病理の写真を1枚入れたほうがいいかもしれません。それがあると，本当に癌だったという証明になって，より信憑性が上がります。病理だけじゃなくて，放射線科でCT画像を読影をしてもらって，所見をご説明いただいたら，「先生にも入っていただけませんか」と相談させていただき，共著者として参画していただくこともあります。

日本人の報告なのだから，医中誌は大事

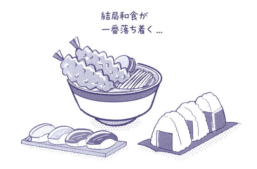

永橋：過去のケースをまとめるときに，どこまで調べて，どう論文に書くべきなのでしょうか。

志水：**ケースレポートを書いてみようという医学生や研修医には，システマティックレビューをやったほうがいいと勧めています**。検索ストラテジーを学ぶことができるからです。過去に同じ症例がないのかを検索して，これでいいのだろうかと思っている人はかなり多いと思いますが，システマティックレビューのやり方で検索すれば，ないならば「ない」ということが言えると思います。ケースレポートでそこまでは普通必要ないですし，書くとしても「過去のレポートでは」と1行で終わると思

いますが，**もし reviewer に「過去の症例は本当にこれだけか？」と聞かれたときにパッと出せるとかなりかっこいいと思います。**PubMed で調べたということですが，医中誌はどうでしたか？

永橋：医中誌は調べていなかったです。日本語の論文は PubMed で調べて，引っかかった過去の報告のなかから引用してきました。

志水：医中誌は重要かもしれないです。胃癌は日本人に多いので，医中誌には載っていても PubMed には載っていないパターンも含めれば，もう少し拡がるかもしれません。さらに査読率，accept 率を上げたいのであれば，"review of the literature" というタイトルにできればよりいいですね。**つまり，徹底的に調べる。**4 例しかないニッチなトピックですが，そうすると結構読まれるかもしれない。海外では年 1 で内視鏡検査をするのは通常のプラクティスなのですか？

永橋：海外ではおそらく内視鏡をそこまでやっていないです。

志水：そもそもこんなに早期に見つかること自体があまりないのであれば，それは書いたほうがいいですね。日本語の検索ワードも入れたほうがいいですし。

森本：**PubMed で何年〜何年，医中誌で何年〜何年を検索した，と入れておくのはかっこいいかもね！**

戦略と思考法

・因果関係の根拠が弱いのであれば，複合的な要因を整理してみる。一例だけでの立証は難しいので，今後関連をどう明らかにしていくかまで示唆すれば現場感のある論文になる。

・「この論文がどういう検索のされ方をされ，どういうふうに使われるのか」を想定したタイトルを付ける。

・執筆には病理医・放射線科医を巻き込んで，信憑性を高めよう。

・PubMed だけでなく，医中誌まで含めて徹底的に調べ，そこまで書ければかっこいい！

> さらに
感想戦

「まれ」で終わらせてはいけない

　ケースレポート①は，コモンな疾患（アニサキス症，大動脈解離）×コモンな症状（背部痛）でまとめてくれました。ケースレポート②では，あまりコモンではない疾患の組み合わせがまれであることからケースレポートにしようとしています。ある意味，典型的なケースレポートであり，王道ですね。前立腺肥大症と子宮筋腫はどちらもコモンな疾患ですが，絶対に合併しない（と思う）。そういう絶対的に排他的な疾患でない限り，まれな疾患であっても，偶発的に合併することはありえますね。日本人の誰かはどこかで宝くじの一等賞を当てているように。

　なので，単なる組み合わせを報告するだけでは大きな意義はなく，**「次に同じような状況に遭遇した医療者や患者さんにとって役に立つ情報」を提供することが大事です。**なので，ここでも議論になりましたが，遺伝子変異があれば，発症機序がわかったり，同じ遺伝子変異をもっている患者さんへの注意喚起に繋がるでしょう。繰り返しになりますが，**まれな疾患の合併で，これまで報告がなくても，確率的には起こりうることなので，「世界で初めての報告である」では終わらないでくださいね。**数例の報告があれば，review of the literature とすることで，好発年齢や症状，予後などの傾向が示唆できるかも知れません。

　医中誌については，実は僕はまったく使っていません。理由は二つあります。一つは，収載されている日本の論文誌の多くは残念ながら査読が甘く，信頼性が高くない可能性があることです。もう一つは，エビデンスは国際的に活用されるように PubMed に収載されている英文誌で発信すべき，と弟子には教育していて，医中誌を引用しても海外の読者がアクセスできないから，です。ただ AI 時代になってきて，言語の違いはあまり問題にならないかもしれません（でも査読の質は上げてほしい）。

　タイトルの付け方も議論になりましたが，**原則的には，まれな疾患を報告する場合は，検索で確実に引っかかるように，重要なキーワードはタイトルに含めるべきですね。**特にケースレポートは抄録が PubMed に載らないことがありますので，研究論文よりもタイトルの付け方は重要です。逆に臨床推論をトレーニングするようなケースレポートは，謎解き系がいいですね。僕も医学生に書かせたケースレポートのタイトルは "Sudden Midnight Upset Syndrome?（最終診断は何でしょう？）" でした（J Gen Fam Med 2015; 16: 131-7.）。**ケースレポートを書くときは，遊び心があるぐらいが丁度いいですね。**

ケースレポート

トークセッション
ケースレポートのキモ

志水太郎×鋪野紀好×森本　剛

志水：僕の場合，ケースレポートは「臨床能力を上げたい」という理由で書いています。ケースレポートを書くモチベーションや，実際どういうふうに書いていくのか，はじめの一歩の部分を解説していきたいと思います。

「全部いける」発想

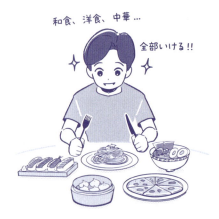

志水：「**臨床では基本的にすべてがグレートケースだ**」とよくいわれていて，実際その通りだと思います。昨日入院した誤嚥性肺炎の患者も，自分が出合ったケースは全例がケース候補のはずなので，グレートケースになるか一つ残らず検討するという習慣をつけるということで，全部いけるという発想です。全部いける発想というのはつまりどういうことかというと，「**このケースから何を学ぶか」という論点を抽出する能力です**。患者の入院や外来に関わっていてみえてくることに対して，学ぶべきことは

なにか，病気か病因か，身体所見かもしれないし，画像論文でもいいわけですよね。

鋪野：最終診断が同じであっても，**まったく同じケースというのは存在しないので，ケースごとに必ず学びがあります**。そこをいかにしてみつけにいくかですね。

志水：**新規性・独自性・教育性**のどれかがあればいけます。新しいこと，おもろいことがあるのか，常に考えることだと思います。

森本：「すべての臨床研究のペーパーのスタートはケースレポート」だと思っています。病歴をとる。記録をする。論理的にまとめる。きちんと病態生理を考える。文献をもってくる。同じプラクティスをするにしても，ケースレポートの教育の効果はめちゃくちゃ高いです。誤嚥性肺炎や尿路感染みたいな疾患はルーチンで診てしまいがちですが，「すべてケースレポートになる」っていうデフォルトはいいと思います。

論文では「一番言いたいことだけ」を言う

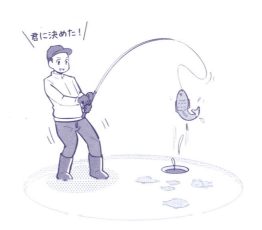

志水：僕がいろいろな施設の先生方をバックアップして指導するときに感じるのは，**日本人はみんな盛り込み過ぎ**です。僕は BMJ Case Reports という雑誌の査読者・編集委員をしていて海外の方の論文をかなり読むんで

すが，海外の方はもっとシンプルですね。

　東京大学の藤本隆宏教授の作られたたくさんの理論のなかの一つに，「インテグラル型」と「モジュラー型」というものがあります。インテグラル型は一つ一つの部品がさまざまな機能をもっていて，それを精密に組み立てることです。モジュラー型は機能と部品が一対一で対応するものを組み立てることで，欧米や中国が得意なやり方です。日本はどちらかというとインテグラル型で，クオリティは高くなりますがマニアックな印象も与えます。海外の人に「何を言っているかよくわからない」と思われる論文を書く人は日本人に多いと思います。だから，**一番言いたいことを最優先して，あとは全部消してみるというのははすごく重要だと思います**。

森本：ケースレポートもクリニカルペーパーと同じで，僕がよく言うのは「**キングギドラ論文はうまくいかない**」。このペーパーで言いたいことは何か，これとこれの比較なのか，このアウトカムを見たいのか，ちゃんと1個にしないといけない。2つ以上のファクターになってくると，大体うまくいかない。初学者が最初に書くのはケースレポートだと思うけど，ロジックの作り方までちゃんとわかっていると，クリニカルペーパーにいけるんだよね。

新規性とは「PubMedで検索して100件以下のテーマ」

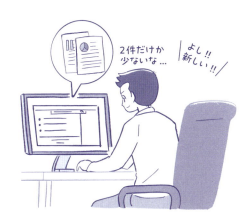

鋪野：初学者だと新規性をなかなかみつけられないこともあると思います。そういうときに指導医との対話や引き出しが大事になってくるんでしょうか。

志水：初学者がケースをもってきたら，「どうしてもってきたの？」と詰めることはあります。話を聞いていると，「違う部分のほうが面白いんじゃない？」というのはよくあります。新規性の探し方の基準は，PubMedの100件以下がベストです。といいながら，先日ノカルジア脳膿瘍のケースを書いてきた方がいまして，「そんなのcommonでしょ」と思ったら意外に出ていなくて。それはcommon過ぎるからというトラップですね。結局，「病院薬剤師が関与したことでクオリティが上がった」ケースに切り替えたんです。

鋪野：よくありますよね。PubMedでひっかからないから，「これ，新しいんじゃないか？」と思ったら教科書に書いてあるんですよね。私はPubMedのほかに，**UpToDate®や教科書を念のため確認しています。そこに書いていなければ，本当にまれだと考えてもいいと思います。**

志水：commonな疾患のまれなプレゼンテーションは内科業界で結構熱いトピックです。「**commonな疾患のatypicality**」というやつです。それ

から**あっと驚く写真**。よく New England Journal of Medicine（NEJM）で出るやつです。それから**あっと驚かない写真**。典型例や，重要なサインが見える症例で，これも NEJM にときどき載ります。

独自性とは「着眼点を変えること」

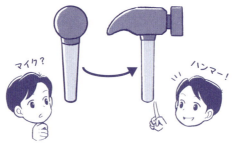

志水：「独自性」については，「これが独自性だ！」と本当に言えるかはわからないですが，僕が一番最初に書いたケースレポートを参考に見ていただけたらと思います（**写真1**）。頭側が左，足側が右です。

　腹痛で受診した患者です。腹が張っていて，触ったら明らかに下腹部正中に合流している何かがあって，「膀胱だ」となりました。臀部よりも下側が膨れているのはサインですよ，というものです。鼻炎で抗アレルギー薬を服用する高齢女性だったので，病歴大事だよねというメッセージもあります。論文名は「acute urinary retention」（急性尿閉）で，200字ぐらいの論文です。**Commonな疾患でもフィジカルを強調すると，独自性になる。**

写真2は有名な Frank 徴候ではなくて，その前の耳の縦皺です。これは報告がなかったので，vertical creases サインと名付けて報告しました。たぶん世界初です。Frank 徴候と同じようなメカニズムで起こるのだと思います。こういったことも独自性ですよね。

鋪野：このケースレポートをみたときに，言葉を選ばずに言うと「やられたな」

写真1

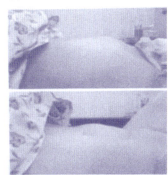

写真2

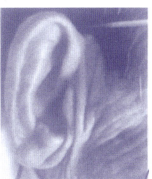

と思いました。尿閉だったら「エコーすればいいのでは」なんて思いますが，視診でも下腹部の典型的な形があって，そこで一発診断できる。**医師の経験した目線で所見をしっかり記録して，報告する**。これを見たら皆信頼できるじゃないですか。非常に汎用性が高くて，着眼点が凄いなと思って，そういう面で「やられたな」と思ったケースでした。

志水：**教育性については，①診断，②治療，③narrative のように，いろいろな見せ方があります**。①は診断エラーや mimic などです。診断エラーを扱う雑誌が増えていて，American Journal of Medicine の「Diagnostic dilemma」のようなコーナーもあります。例えば，椎体の診断エラーであれば，背中が痛みで MRI を撮ったけど何もなくて，2日後に撮ったらやっぱりあったみたいなことや，画像を婦人科の領域まできちんと確認を徹底しなかったために見逃して亡くなったケースとか，あとは mimic とかですね。こういった診断エラー系の投稿はケースレポートでは今トピックではないかと思います。

②治療というのは，例えば浸透圧性脱髄症候群（ODS）の診断の遅れがあったけれどもこういう経過でよくなった，だから気を付けようねということですよね。③narrative は，ケースではあるけれども私はこう思ったみたいな雰囲気のやつですよね。Journal of the American Medical Association（JAMA）の「Teachable Moment」は，書くのはこの学年の人と決まっていたり，「費用対効果を書きなさい」「Choosing Wisely

鋪野：**診断エラーの経験例もケースレポートになる**ということをまず認識するのが大事かなと思いました。椎体のケースのお話を聞いて思ったのが，画像を最初にみたときは negative でも，経時変化でわかるケースもあるので，それも結構メッセージがあると思いました。自施設であった事例ですと，早期に画像を撮ったんですけど何もなくて，その数日後に拝見したら腸腰筋膿瘍がはっきりしたというケースがありました。

志水：MRI や MRCT を撮ってもわからないような神経根障害をどうやって見抜くかは，意外に椎体由来の胸痛とか，前側の腹痛とか結構あるわけですけど，なかなか証明が難しいんですよね。麻酔科と合同で，神経に番号を振ってランダムに長い針で刺してもらって治療的診断をやっていくというケースは，うちの外来でよくやるんですけど，これは診断のエラーではなくて，診断技術の開発みたいな感じですかね。

書こうと思ったら，すぐに誰かにサクッと相談

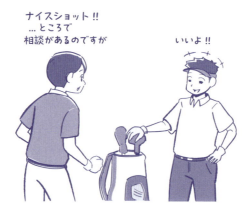

志水：「ケースを書こうと思ったら，すぐに誰かにサクッと相談」です。誰かというのは，**経験があり，一緒に悩んで，手を動かしてくれる人**です。僕がいる大学の病院チームでは，自分で 3 例書いたことがある人は指導者

になれるという基準を緩く設けています。

鋪野：たしかに書いたことがある人のほうが，初学者が引っかかるハードルに気付けるので，指導しやすいと思います。ただ先生，自施設に指導者がいなかったら，どうしたらいいでしょうか。例えば志水先生に指導を仰いで，一緒にケースレポートを書かせていただいて，スキルを身につける。そのうえで自施設に還元するみたいな，草の根的な活動も大事なのかと思いました。

志水：国内でそんなシステムができたらいいんですけど。

鋪野：本当にそうですよね。

森本：僕はたいてい毎週1回は地方の市中病院に行って，論文指導をしています。そこの施設のデータを使って書いてもらっていますが，最初はやっぱり教えてあげないといけないんだけど，数本書いていると，書けるやつがほかの人にちゃんと教えるようになって，うまく回っていくんですよ。だから，臨床系のプロクターみたいにあちこち回って，立ち上がるまで指導する人が必要ですね。先生方がプロクターになってあげると，ポテンシャルが高いんじゃないかと思います。

鋪野：例えば，ある施設の部下は森本先生から指導を仰ぎたいけど，その施設の部長は嫌な顔するんじゃないか，とか私はちょっと考えたりするんですが。

森本：そういう部長がいるところはだんだん医者が減っていくはずだよ(笑)。だけど，「誰か呼んできてやるから，その人に教えてもらえ」っていうところには人が集まる。

志水：zoom ではなく，対面での指導がいいのでしょうか。

森本：「なぜこう書くの？」「なぜこういうふうな判断をする？」「なぜこのリファレンスをするの？」というロジックは zoom ではなかなか添削しづらい。対面での指導がベストです。僕が行くことのメリットは，忙しい病院の先生が現場を離れなくていいこと。向こうから来てもらうと半日～1日潰れて効率が悪いので。

著者メンバーはどうする？

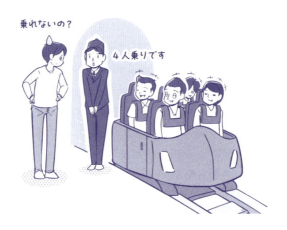

志水：まず筆頭はケースレポートを書く人です．基本的にほとんどを作成して仕切ります．著者メンバーになれるのは論文作成に関わった人のみです．ケースを診た/診ないは無関係で，ケースを診たけど論文作成には関わっていない場合は謝辞などには載せてもいいですね．ケースレポート雑誌あるあるで，NEJM は著者が最大 2 人だし，Canadian Medical Association Journal（CMAJ）は 3 人だしという著者数の規定があるので気をつけてください．このあたりときどきトラブりますよね？

鋪野：これはトラブりますし，ファースト・オーサーがこの仕組みをあまりわかっていないことがあります．指導医は必ず遠巻きに，メタ的にみてあげないとと思いました．投稿雑誌を変えるとき，4人で書いていたのに，2人が定員のときって，どうしてますか？

志水：**そこは諦める．2名が定員の雑誌は選ばない**．総合診療系の雑誌だと，4名ぐらいまではいけますよね．引っかかるのはNEJMとCMAJです．うちの科でNEJMの「Images in Clinical Medicine」に投稿するときは，自動的に僕の名前は入らないんですよね．だから**定員が少ない人数の雑誌から選んでいくほうが**安全かなと思います．

英語で書いたほうがケースレポートのお作法がわかる

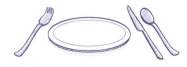
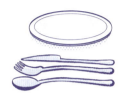

ヨコかタテか
どちらが食べやすいか…

志水：英語がハードルになって書かないよりは日本語でも書いたほうがいいと思います。日本語で書きたい人はすごく多いし，みんなChatGPTやDeepLを使っています。画像論文（clinical picture）は英語100〜1,000 words，フルケース（非画像論文）は英語300〜2,000 wordsくらいです。日本語で1,000字＝英語で400 wordsが目安です。僕の意見ですけど，**画像論文はCaseとDiscussionが5：5，フルケースは4：6ぐらいで，タイトなほうが収まりがいいです。**

鋪野：画像論文は本当に文字数が少ないので，Case 6，Discussion 4になったりするときもあるかなという感じです。画像論文とケースどっちにするかというときは，画像のインパクトもありますが，画像論文は雑誌によっては引用がつかないので，本当に新しい症例をみつけたのであれば，画像論文では出さないと思います。その場合は，ケースレポートにしたほうがいいんじゃないかなと個人的には思います。

志水：**日本語を英語に直すよりも，英語から書き始めるのがおすすめです。**日本語から英語にするのは，論理構造が違うので，二度手間になります。ただ，英語がハードルであれば日本語から書き始めてもいいとは思います。その場合，僕の個人的な意見ですが，DeepLとChatGPTで日本語から英語，英語から日本語にすることを繰り返してみて，意味が変わらず同じになっているかどうかを確かめて，あとはQuillBotやGrammarlyなどの校正ソフトにかける。英語力アップにはつながらないですし，結

局添削も必要ですが，成功体験までの道のりは近くなる気もします．AIがうまくやってくれたらいいんですけど，バーチャルな雰囲気は残っちゃいますね．

鋪野：私は英語から書きます．やっぱり二度手間感がすごく大きくて，日本語できれいな文章を書いてDeepLにかけても，綺麗な英語にはならないんです．**ケースレポートの書き方には，書き順とか，何を主語にするか，言い回しとかのお作法があるんですよね．**そこは英語で書いちゃったほうが手間がかからないのかなという印象をもってます．

英語のハードルが高いなら日本語から？

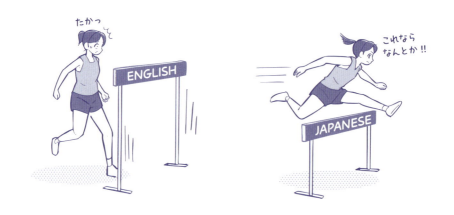

志水：僕は大学の教員として医学部2年生の授業をもっています．日本というバックグラウンドや文化であるがゆえの症例もあるから，医中誌はすごく大事だと思っています．ただ，医中誌はリファレンスとしては大事なんですが，**日本語で書いたインパクトは英語で書いたときの70分の1なんですよね**．つまり70億人がみるか，1億人がみるかの違いがある．あとは業績として日本語の論文がどの程度カウントされているのかわからないところがあります．

鋪野：僕が初めて書いた症例報告は日本語でしたが，そこからは英語で書くようにしています．PubMedに収載している雑誌のほうが読み手が多く

て，業績として評価されることが多いのかなと思っています。ただ，英語ができないというよりは，そもそも日本語であってもロジックが組み立てられない人がいますよね。**そもそもプレゼンができていない人は，まずはその訓練からで，ケースレポートは3歩先の話だと思います。**できそうな人には論文を書いて学会発表させますが，難しそうな人にはまず発表をさせてみて，「これケースレポートにできるんじゃない」みたいに持ち上げたりしますね。

志水：業績でいうなら，学会発表自体はうちの医局ではほとんど重視していなくて，どちらかというとペーパーを書くかどうかに焦点を当てています。これは偏った意見なんでしょうか？

森本：**ケースレポートはでもやっぱり PubMed に載らないと。**みんな困ったときに検索するのは医中誌じゃなくて PubMed のはずで，PubMed に載れば将来使われるケースレポートの一つになる。それがゴールだと思うんです。でも，そもそも日本語を文章構築できないなら，日本語で数本書かせて訓練して，日本語でちゃんと書けるようになってから英語で書かせる。いきなりプールにぶち込んで「泳げ，泳げ」というのか，野球でいえばキャッチボールもできんやつを試合に出すのかだと思います。ただ**ゴールは英語だと思います。**

どういう順番で書く？
「おもろいポイント」を絞るために

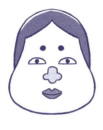
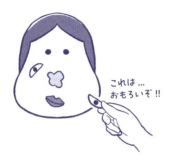

これは…おもろいぞ!!

志水：書き方はいろいろだと思いますが，僕は Abstract をまず書きます。ケースの部分に書くことは決まっているので，Discussion を先に書く。これは SOAP(Subject, Object, Assessment, Plan)でいうと A と P 先に組むみたいなことで，自分たちはそうやっています。**なぜ Discussion を先に書くかというと，「おもろいポイント」をとにかく明確に 1 本に絞れるからです。**それが決まれば，Case はどんな見せ方であっても逃しちゃいけないポイントがきちんと定まるので，一番効率のいい書き方かなと思います。

Abstract は「注文書式」で書くのがいいかもしれない。ただ内容を要約するのではなくて，どこを見せたいのかを柱に据えて，Abstract の半分を力点が占めているのがよいと思います。

鑑別の漏れが起こると緻密さのないケースレポートになってしまうので，しっかりしていることを見せなくてはなりません。**「この論文の執筆者たちはちゃんと考えて臨床的にきちんと整理しているな」というのがわからないと，僕は大体落としますし，落とされると思います。**

あとは「Discussion が一貫しているか，Limitation の改善はあるか」。ロジックに抜けがあったりすると突っ込まれるし，落とされます。

鋪野：僕もいろいろ考えてみたんですけど，たしかに Abstract はポイントを限られた字数で書かないといけないので，一番最初の作業かなと思いまし

た。人によっては，Case を書いて Discussion を書く人もいると思うんですね。ただ，Case ってフルで書くことはあまりないし，臨床情報を全部書けばいいというものではないんですよね。ケースのどこの情報を書けばいいかは，たぶん Discussion で決まるんですよ。ということで，この書き順が一番スマートかなというふうな気がしました。

あるあるピットフォール

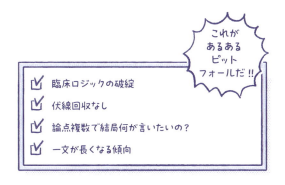

志水：ピットフォールとしては，①臨床ロジックの破綻，②伏線回収なし，③論点複数で結局何が言いたいの？，④一文が長くなる傾向，の 4 つが多いです。ロジックが破綻しているのは本当に多くて，**一生懸命書いたんだろうけど，客観的にみると破綻している**。つまり A であれば X とみんな書くんだけど，X に行くまでには B，C，D，E……とちゃんと経なければいけない。それができてないんですよね。この修正に指導者たちは結構時間をとられるんです。次に，**「伏線回収なし」っていう B 級映画みたいな感じですよね**。要するに「この所見はなんだったのか」が放置されたままで消化不良を起こしている。

論点複数は，何を言いたいのかよくわからない。**おもろいポイントがよくわからない。パンチが弱い感じですよね**。例えば「臨床医はフィジカルに注意すべきだ」みたいな。「それ，わかっとるわ」みたいな感じでフワッと終わっちゃう。「一文が長くなる傾向」は長すぎて 5 行ぐらいの

文章になっている。**バスバス切らないと，なんだかよくわからない**っていう。

鋪野：「世界で初めてのケースレポートだ」と書くこともあるんですけど，雑誌側からすると，それを認めたら初になっちゃうわけですから，採る/採らないには大きな勇気がいるし慎重になります。引用文献とかロジックで固まっていれば採ると思います。伏線回収はないと結構淋しいですよね。

森本：伏線回収がなんの言及もなくスーッと抜けてるって，目につくんだよね。こういう訓練は研修医とか学生のときにしておかないと。

志水：伏線にみえるようなイレギュラーなポイントは結構重要だったりします。そこは**完全な解釈はできないなりに逃げないで自分で書く**。査読者からの「やっぱりなんか変じゃないですか？」という意見とのやりとりで新しい方向に行くというのが，共同作業の面白い部分だったりするんですよね。そこは逃げないで，しっかりと取り組むのがいいですね。

投稿戦略をどうするか？

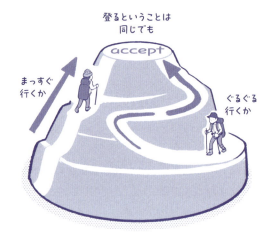

志水：タイムラインはプロジェクトマネジメント的にとても重要で，とにかく設定しないといけないですね。書き終わらなければ指導者が回収するのも一つですが，本人の勉強にはならないです。粘り強くやるしかないですね。

鋪野：日々の業務のなかでケースポートを書くことの重要性は高いですが，緊急性が低いんですよね。診療業務のほうが緊急性が高いわけで，後回しにして結局やらないことはよくあるんです。だから私は「来週のいつまでに必ず○○を出してね」と言っています。

志水：COVID-19 みたいな新興感染症はスピードが必要ですけど，レアケースですよね。査読者がカバーレターをどれだけ見ているかはよくわからないですが，一応見られてもいいように，力点ポイントはちゃんと書いています。

鋪野：**コピペのときに気をつけなくてはならないのが，雑誌名を一緒にしちゃうとかですね。**

森本：あるある。editor in chief の名前が違うとか。

鋪野：そこはカバーレター作るときに必ず毎回太字にして確認しています。

志水：**アクセプトされるには執念です。落とされてナンボで，淡々とやるしかないです。**ここでメンタルを崩さないことが大事かなと思います。返事が遅い雑誌は，遅いです。スピードで投稿雑誌を決めたりしますね。遅くとも 2 カ月ぐらい返事がなかったら催促したほうがいい。reject ならササッと振ってくれたらいいのにと思うんですけど。早い雑誌は翌日とか即日とかありますからね。

鋪野：すごい早いですね。**First decision までの期間をオープンにしている雑誌については，その期間が過ぎたら催促メール入れるようにしています。**しつこいかもしれないですけど，なんらかの理由で忘れている可能性も考慮して，言ったほうがいいかなという気がしました。

志水：一部の雑誌は今どんなプロセスにあるのかを出してくれますよね。

鋪野：連絡を受け取るのは事務局で，事務局から editor に催促しているのだと思います。

森本：今世界的に中国のペーパーが増えてきていて，ごく一部のトップジャーナル以外は，reviewer を探すのがすごい大変で，仲間内だけでやってい

るところもある。そのあたりが早すぎるのはちょっと怪しい感じもする。

志水：明らかなハゲタカジャーナルはみんな避けると思いますが，ハゲタカっ・・ぽいジャーナルはどういう考え方でどこまでを許容すべきか，ですよね。結局査読者のクオリティをどういうふうに担保しているのか，編集委員や編集部の考え方によるのかなと思います。ジャーナルごとに違うんじゃないかなという印象がありますが，いかがでしょうか？

森本：インパクトファクターを獲得して PubMed に載っているものに関しては，僕はそれなりに努力しているんじゃないかと思います。もちろん，オープンアクセス誌はビジネスとしてはめちゃくちゃ稼ぐから，そこはわれわれアカデミアのところで「稼ぎをもっと戻せ」と言うべきなんだろうけど。もっというとフェイクのインパクトファクターを出すところは，100％ハゲタカと思っていいよね。学会や昔からある出版社は比較的安全。自分が普段出すジャーナルをちゃんと維持して質を保ってあげるっていうのがとても大事だなと思っています。よくわからないところに行くのは，一見の客としてスナックに入るみたいな感じで，何が起こるかわからんので，**やっぱり行きつけの店というのがとても大事だと思います。**

志水：最近増えてきている有名ジャーナルのケースレポート誌は，掲載に20〜30万ぐらいお金をとられるので，そこまでかける価値があるかも大事ですよね。臨床分野でリストアップすればある程度絞られますし，文字数も重要だし，インパクトファクターも参考になると思います。

鋪野：ケースレポートを書いたときに文字数，著者数で大まかな流れが見えてきますね。それについてはパターンをいくつかもっているので，流れ作業です。投稿の形式だけ変えてどんどんやっていくのがデフォルトかもしれませんね。本当は雑誌の志向を理解したうえで出すのがベストなんですけど，すべてはたぶん理解できないので，ある程度経験がいるのかなという気がします。総合診療系の雑誌で，画像論文向けにいい雑誌，ケースレポート向けにいい雑誌などをまとめていますので，参考にしてください（**表**）。

志水：総合診療系の雑誌は形式がある程度決まっていますけど，消化器疾患だから消化器の雑誌に出すという場合には，工事が必要ですよね。Auther

の順番は結構デリケートなんですが，事務作業の手違いでこんなことが起こるのかということがありました．2人で一緒に論文を書いて，自分がファーストで，彼がセカンドだったんですが，出版間際になって順番を入れ替えられたんですね．すごい悩んで，知り合いにも相談して，「何かあったに違いない」と．相当丁寧なメールで「これはどういうことだったんでしょうか？」と尋ねたら，なんとマスターデータの一部の登録がされてなかったために，書いている回数が多かったほうがファーストだと勝手に解釈されてしまったみたいです．

論文を書くのは「楽しい長期投資」

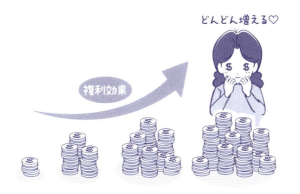

鋪野：最後に志水先生からまとめの一言をお願いいたします．

志水：ケースレポートを書くのは業績につながりますが，長期的なスパンになります．タイパはよくないかもしれないですが，臨床医のいろいろな可能性を拡げてくれる保険だと思いますので，長期的な投資になるんじゃないかなと思います．論文を書くのは楽しいことだと思うので，ぜひまず1本書いてみてはいかがでしょうか．

＊2020年時点であり，現在は変更されている場合があります。

表1

タイトル	出版社	PubMedへの掲載	インパクトファクター (2018)	論文の種類	オープンアクセス	執筆者数の上限	語数の上限	タイトル語数の上限
American Journal of Case Reports	International Scientific Information, Inc.	あり	なし	Case Report	あり	なし	なし	なし
American Journal of Medicine	Excerpta Medica	あり	5.003	Clinical Communication to editor (Case Report)	あり	なし	650語	なし
BMJ Case Reports	BMJ Publishing Group	あり	なし	Image in…	なし	4	500語	なし
				Case Report		4	2,000語	なし
Cleveland Clinic Journal of Medicine	Cleveland Clinic Educational Foundation	あり	1.885	The Clinical Picture	なし	なし	500語	なし
Clinical Case Report	John Wiley & Sons	あり	なし	Clinical Case Report	あり	なし	3,000語	なし
				Clinical images			200語	なし
CMAJ Canadian Medical Association journal	Canadian Medical Association	あり	6.938	Practice -Clinical images	あり	3	300語	最大50字
European Journal of Internal Medicine	Elsevier	あり	3.660	Internal medicine flashcards, web only	あり	3	400語	なし
Internal medicine	The Japanese Society of Internal Medicine	あり	1.037	Practice -Clinical Medicine	あり	4	150語	最大8語
				Case Report		なし	なし	なし
Journal of General and Family Medicine	John Wiley & Sons	あり	なし	Case Report	あり	なし	1,000語	15語以内
				Image in clinical medicine			500語	15語以内
Journal of General Internal Medicine	Springer	あり	4.606	Clinical Vignettes	なし	なし	2,000語	18語未満
				Clinical images		3	200語	18語未満

アブストラクト語数の上限	写真（図表）点数の上限	図の説明	参考文献の上限	ジャーナル URL	執筆要項 URL	投稿用 URL	論文掲載料
250 語	なし	要	なし	https://www.amjcaserep.com/	https://www.amjcaserep.com/instructions	https://www.amjcaserep.com/authorsPanelSubmissionStep1	995 米ドル
なし	なし	要	なし	https://www.amjmed.com/	https://www.amjmed.com/content/authorinfo	https://www.editorialmanager.com/AJM/default.aspx	なし
なし	なし	要	なし	https://casereports.bmj.com/pages/	https://casereports.bmj.com/pages/authors/	https://mc.manuscriptcentral.com/bmjcasereports	なし（※助成金必須）
150 語	なし	要	なし				
なし	なし	要	5	https://www.ccjm.org/	https://www.ccjm.org/content/clinical-picture	https://www.editorialmanager.com/ccjm/default.aspx	なし
50 語	なし	要	なし	https://onlinelibrary.wiley.com/journal/20500904	https://onlinelibrary.wiley.com/page/journal/20500904/homepage/forauthors.html/	https://mc.manuscriptcentral.com/clinicalcasereports	880 米ドル
50 語	なし	要	2				350 米ドル
なし	2	要	3	https://www.cmaj.ca/	https://www.cmaj.ca/submission-guidelines	https://mc.manuscriptcentral.com/cmaj	2,850 カナダドル
なし	1（シングルまたはマルチパネル）	要	3	https://www.ejinme.com/	https://www.ejinme.com/content/authorinfo	https://ees.elsevier.com/ejim/default.asp	なし
なし	4	要	2	http://internmed.jp/	http://internmed.jp/modules/authors/index.php?content_id=1	https://mc.manuscriptcentral.com/im	300 米ドル（学会会員：無料）
100 語	なし	要	なし				
100 語	2	40 語以内	10	https://onlinelibrary.wiley.com/journal/21897948	https://onlinelibrary.wiley.com/page/journal/21897948/homepage/forauthors.html	https://mc.manuscriptcentral.com/jgfm	1,250 米ドル（学会会員：無料）
なし	2	40 語以内	5				
なし	なし	要	なし	http://www.jgim.org/	http://www.jgim.org/	https://www.editorialmanager.com/jgim/default.aspx	なし
なし	なし	要	なし				

（続く）

（続き）

タイトル	出版社	PubMed への掲載	インパクトファクター (2018)	論文の種類	オープンアクセス	執筆者数の上限	語数の上限	タイトル語数の上限
Journal of Hospital General Medicine	Japanese Society of Hospital General Medicine	なし	なし	Case Report	なし	なし	タイプ用紙8枚	なし
				Brief Reports			タイプ用紙3枚	なし
Mayo Clinic Proceedings	Elsevier	あり	7.091	Medical Images	なし	2	印刷物1頁	100字以内
New England Journal of Medicine	Massachusetts Medical Society	あり	70.670	Images in clinical medicine	なし	2	150語	8語以内
Postgraduate Medical Journal	BMJ Publishing Group	あり	1.946	Images	なし	2	250語	なし
QJM An international journal of medicine	Oxford University Press	あり	3.131	Case Report	あり	なし	600語	なし
				Clinical Pictures	あり	なし	500語	なし

（Tago M, et al. To which journal should generalists submit a clinical case report? JHGM 2020：2-3. より転載）

アブストラクト語数の上限	写真（図表）点数の上限	図の説明	参考文献の上限	ジャーナルURL	執筆要項URL	投稿用URL	論文掲載料
タイプ用紙1枚	なし	要	20	https://g-ings.com/gsystem/hgm/member/archives/journals_en	http://hgm-japan.com/journal/	https://g-ings.com/gsystem/hgm/member/manuscripts/add?manuscript_type=1	なし（学会入会必須）
なし	2	要	5				
なし	8	要	なし	https://www.mayoclinicproceedings.org/	https://www.mayoclinicproceedings.org/org/content/authorinfo	https://mc.manuscriptcentral.com/mayoclinproc	なし
なし	なし	なし	0	https://www.nejm.org/multimedia/images-in-clinical-medicine	https://www.nejm.org/author-center/images-in-clinical-medicine	https://mc05.manuscriptcentral.com/	なし
なし	2	要	5	https://pmj.bmj.com/	https://pmj.bmj.com/pages/authors/	https://mc.manuscriptcentral.com/postgradmed	なし
なし	1（1a,1bのように，2点の画像を含む場合あり）	要	6	https://academic.oup.com/qjmed	https://academic.oup.com/qjmed/pages/General_Instructions	https://mc.manuscriptcentral.com/qjm	なし
なし	1（1a,1bのように，2点の画像を含む場合あり）	要	6				

戦略と思考法

- 論文には「一番言いたいこと」だけを書く。キングギドラ論文になってはいけない。
- 新規性とは PuBMed で 100 件以下のテーマ，独自性とは新しい着眼点で見ること。自分の目線で記録して，報告するという姿勢が重要である。だから，診断エラーの経験例もテーマとなる。
- 論文執筆のゴールは英語！ 英語論文のお作法は英語で書かないと身につかない。
- 落とされてナンボ。Accept までチャレンジあるのみ。

さらに
感想戦

ケースレポートの道は
臨床研究論文に通ず

　面白いトークセッションだったなあ。普段ケースレポートをたくさん書いて，それも若手の先生方に指導している現場感覚が溢れていました。このトークセッションだけでも，研修医や専攻医を相手に四苦八苦している全国の指導医にみてほしい。指導医が肌で感じていることが溢れていて，それらを綺麗に言語化してくれました。頭の中でモヤモヤっと考えていることを言語化することでロジックが明確化されるのですが，このトークセッション自体が，ケースレポートを書く目的である，言語化，ロジック化の本質を具現化しています。

　最近は若手医師にケースレポートの指導はしなくなりましたが，このトークセッションで話されていたことは全部，臨床研究論文を書くことと重なります。**どんな症例もケースレポートにできるのと同様に，ありふれた疾患であっても，患者層の違い，時代による治療薬の違い，検査や治療のバリエーション，アウトカム評価の違いなど，いろんな観点で分析できます。**全部が全部トップジャーナルにならなくてもいいんですよ。堅牢な方法で症例を集積し，標準的な解析を行い，論理的に論文を書くことは，若手にとってもよい訓練になります。

　英語の問題は悩ましいな。もちろん今はいろいろ便利なツールがあって，英語論文なんかもすぐに日本語にしてくれるし，日本語で書いた論文もすぐに英語にしてくれる。もちろんでき上がりは「ワタシ　イク　フジヤマ　アタラシイカンセン　キノウ　キレイ　シャシン」というような英語になっているのかも知れないけど，最低限の意味は通る。そのうち人間が翻訳したのと遜色がないのものできるでしょう。

　論文誌に投稿した際に，reviewer から "There are many grammatical errors in the manuscript." と書かれると凹むのですが，てこは本質じゃないだろう，と毒づきながら，辞書や例文集を元にちまちま直す自分がいます。**英語はたしかにハードルだ。でも少しずつでも，訓練しよう。**外国人との飲み会がより楽しめます。

column 2

指導医に恵まれなかったら どうする？

「指導医に恵まれなかったらどうする？」，それは神田明神に祈るしかないね（笑）。

大学院でありがちなのが，大きなプロジェクトの一端を担わせることで論文を書かせて，それで学位を取らせる。いいネタだといい論文になっていいジャーナルに載れるけれど，そうでなかった場合，いつまでも論文が出ずに学位を取るのに何年もかかってしまう。学位審査でも「なぜ最新の解析をしなかったのか」とか，研究代表者が決めたようなことを突っ込む。明らかに視点がおかしい。

僕のポリシーは全然違っていて，大学院生は初学者なんだから，トップクラスの研究をさせてもなんの教育にもならないと思っています。**標準的なデータを取って，標準的な解析をして，標準的な中堅クラスのジャーナルに出すことが大事**だと思います。それで基本的な学習をしてほしい。それを何回かやっていくうちにセンスが身についてくると思うんだよね。いきなりトップクラスのマネをしたら身体を壊します。僕も50歳前にゴルフを始めましたが，競技選手を目指すジュニアのコーチにスイングを習ってその通りにしたら，剥離骨折しました（笑）。身体の柔らかいジュニアに適したフォームと僕に適したフォームは違います。

基礎とロジックを大事にして，流行りの統計解析とか大きなものを最初から狙わなければ道は開けるはずです。学外の人に相談するのはハードルが高いと思いますが，基礎固めがうまくいけば，学外の人とうまくコミュニケーションができますから，助けを求めやすい。**共通言語があれば教えを乞うことができます**。上の先生に恵まれない場合は基礎を重ねて，ちょっと外に出ていくようなことを考える。

基礎を固めるっていうのは簡単なことではないけど，失敗してもいいんだよ。何が悪かったかは落とされたらわかる！　逆にハゲタカジャーナルに載っても勉強になりません。自己流のプラクティスを拗らせるだけです。中堅クラスを狙って弾かれたら，そこでコメントをもらえるはずだから，課題がわかってくる。**コメントをもらえるレベルまでコツコツ頑張ることです**。

僕は学会に行くとポスター会場を回ります。大ホールに座っているよりも，ポスター会場を巡っているほうが身体にいいし，ポスター会場にポツンと立っていて，いいデータを持っているにもかかわらず研究のやり方が残念だと感じる人がいたら，声をかけることがあります。そういうきっかけもいいかと思います。

2

前向き観察研究

患者さんの経過を研究者が意図的に追跡する「前向き観察研究」。自施設や多施設でデータを蓄積して執筆することが多いと思います。患者さんに不利益が生じないように追跡する必要があります。比較対照群の設定の仕方や，データの解析まで，その戦略を議論します。

前向き観察研究

「従来型」と「新規型」を前向きに比較したい。研究デザインはどう考える？

1

モニタリングシステムを用いた院内血糖管理は入院患者の血糖コントロールを改善するか？

関　隆実，小坂鎮太郎

相談事項

・血糖管理システムの「従来型」と「新規型」を比較して，迅速で正確な治療決定が可能になっていることを論文にしたい。どのような研究デザインにしたらよいか。

Introduction

関　：モニタリングシステムを用いた院内の血糖管理が，入院患者の血糖コントロールを改善するかを検討する study を組みたいと思っています。

入院患者の血糖管理は糖尿病内科医，内分泌代謝内科医が各診療科から依頼されて担当していることが多いと思います。従来の紙あるいは電子カルテシステムでは，多数の患者についてカルテを都度開いて確認する必要があります（**図1左**）。また既報では，X軸に時間，Y軸に血糖推移が記された血糖チャートが最も使いやすいと，看護師に対する調査でいわれています。

当院（都立広尾病院）では，電子カルテシステムと連動した血糖管理システムを導入しており，患者カルテにアクセスすることなく血糖推移を把握することができます（**図1右**）。この電子カルテ情報から，血糖推移や

投与インスリン量を視覚化したチャートを作成できれば，迅速で正確な治療決定が可能になり，高血糖，低血糖への介入が容易になる可能性があります．従来型のシステムと比べて，血糖管理の質が向上する可能性を検討します．

図1

従来の血糖管理システム（左）
①各患者のカルテにアクセスし，血糖管理システムを立ち上げる
②記載された数値による血糖推移を把握しそれをもとに治療調整を行う

新規血糖測定システム（右）
患者一覧で直近の血糖値と血糖推移を確認することができる．

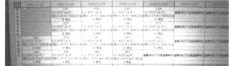
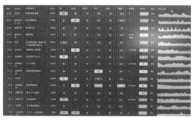

Materials and Methods

関： 当院に入院して血糖管理を行っている患者を対象とし，除外基準は，ICUに入院中の患者，1日の血糖測定回数が1回以下の患者としました．当院で血糖管理を行っている糖尿病内科医は2人で，おそらく対象となる患者は10人程度かと思います．10日間ほど①従来型管理システム，②新規型管理システムで血糖管理を行い，その差を観察します．

評価項目は，①患者背景（年齢，性別，入院の主病名），②身体所見と検査所見（体重，BMI，入院時 eGFR），③耐糖能・糖尿病治療状況（入院時 HbA1c，入院前インスリン使用の有無，ステロイド使用の有無，中心静脈栄養の有無）です．

アウトカムは，①1日に要した血糖管理の時間（血糖管理システムないし電子カルテを開き，すべての患者の血糖を確認し，経口血糖降下薬ないしインスリンを処方調整し，電子カルテを閉じるまでの時間），②血糖管理不良期間［対象期間中に発生した低血糖（＜70 mg/dL）および著明な

高血糖（>350 mg/dL）の回数（低血糖 or 高血糖回数/全血糖測定回数）］
です。
現時点ではここまでしか考えられていないのですが，実施にあたってこのような手法が妥当なのか，ご意見いただけたらと思います。

分割時系列解析
（ITS, Interrupted Time Series analysis）って？

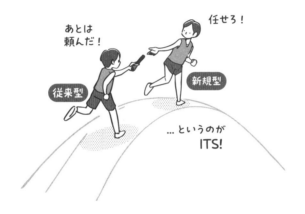

森本：先生の仮説はどうなの？
関　：血糖，高血糖，低血糖のタイミングには差がなく，質を落とさずに作業時間だけが短くなり，結果的に，糖尿病内科医がほかの作業に割くことができる時間が増えるという結果を想定しています。
森本：OK，その方向でぜひ考えて．研究デザインは何？
関　：前向き観察研究を考えています．
森本：2種類の方法をどうやって比べるの？
関　：1人の医師が①および②を別の期間に10日間ずつ実施します．もう1人の医師も同様に，別の患者で同じことを実施します．2人の医師が同じ1人の患者に介入するのは実臨床的には妥当ではないと考えました．
森本：1日あたり1人の糖尿病内科医にどれぐらいの患者さんの血糖管理依頼が来るの？　医師が2人いて，1人の患者はA先生，あとの2人の患者

はB先生ということがありうるの？

関 ：1日1〜3人ぐらいです。担当医が決まっていますので，基本的には同じ医師が診ます。当番制なので，担当医がいない日はもう1人の医師が診ます。

森本：そうすると，医師ごとの判断力の違いが大きくなるよね？

関 ：おそらく1人の医師で調べると，その医師の判断力の違いが出てしまうので，2人の医師で同じ傾向が出るのかをみたくて，並列な形でやることを想定しました。

森本：複雑やね。よく使うのは**分割時系列解析(ITS, Interrupted Time Series Analysis；ITS)**といって，ある時期までは従来型システムで，ある時期から新規型システムで，どう変わったのかをみるのが一番やりやすい design でね。これに応用するのであれば，明らかに従来型よりも新型がいいんちゃうの？

関 ：まだ新しいシステムを調整をしながらアップデートしてる段階なので，僕は2つのシステムを併用しています。ただ，明らかに新規型のほうがいいという感触はもっていて，それを形にしたいところです。

森本：順番のエフェクトは無視できないんだろうけども，従来型システムでやっているのを，ある時期から新規型システムでやるのがシンプルやね。RCTするほどのものでもなさそうということで観察研究になっているんだし，医師がやる作業とシステムの問題なので，僕はITSがいいんじゃないかなと思います。患者さんのリスクも大きくガラッと変わるわけではなさそうですし，そこそこの患者数があればもちろん補正は可能なんだけど。

縦軸は1患者あたりの血糖管理業務時間にして，横軸を①従来型，②新規型にせないかんと思うのね(**図2**)。どれだけの研究期間を考えてるの？

関 ：1人の患者さんがサインオンしてから，転院だったり退院だったりでサインオフするまでが2週間程度なので，10日〜2週間ぐらいと考えています。

森本：たぶん1年間実施したら，この解析はきわめて有効で簡単なんだけど，ちょっと違うかな。業務としてはどちらにせよやることなんだよね？

あまり数にこだわらずに，今日からしばらくは従来型やって，業務の段階のどこかで新規型でやれば，たぶんこんな感じでガクッと変わるんじゃないかと思うんだよね（図2）。

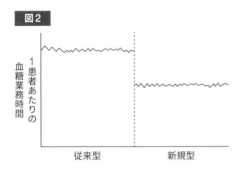

図2

医療システム変更の研究，2群はどうやって設定する？

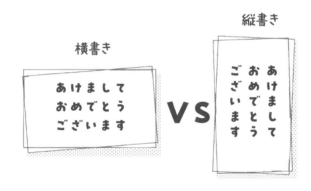

…どう比べる!?

森本：もう一つのアイデアとしては，単純にアウトカムを患者1人あたりの血糖管理に要した時間としてしまって，ある患者は従来型でやって，別の患者は新規型でやって，薬の違いみたいに従来型と新規型を比較する。

そのとき同時に対応を要する患者の数や，例えば1型糖尿病の患者の場合とか，大きな外科手術を予定している場合とかで補正してみる。それでも新規型のほうが1人あたりの時間が短い，とできるかもしれないね。一般的に，医療システムの変更の研究はこういう形でやるんだけど，どちらでもいいかな。

関　：従来型から新規型にする場合と，新規型から従来型にする場合はクロスして組み入れたほうがいいですか？

森本：順番の効果があるのならクロスもあるんだけど，臨床試験と違って現実的な臨床の現場で考えたときに，せっかく新しいシステムをスタートしたのに，また従来型に戻して，イラッとせえへん？　もちろん理想的には患者さんごとに違うシステムでというのはアリもしれないし，RCTでいいジャーナルを狙うのがベストなデザインかもしれないけど，観察研究の枠組みでそこまでやるかやね。たぶんこの研究は，患者の血糖管理にかかわった時間を出すのがめんどくさいんちゃうの？　電子カルテのログインの情報から出すんだろうけど，全然別の作業をやってたりする場合とか，どう区別できる？

関　：ほかの業務をやりながら血糖管理を進めている場合，ログで追っていくのは難しいです。現実的には，研究期間中はほかの業務をある程度外して，血糖管理を始めてから終えるまで集中する何日間を作らなければならないと思います。普段の実臨床とずれた設定になりますけど，「これから入院患者の血糖管理を始めます」で始めて，終えるまでがやる期間になります。

森本：難しいな。自分で記録するの？　それがベストなんだろうけど，でも意識しちゃうよね。

関　：そうですね。新規型のほうが早くできそうだというバイアスが捨てられないなとは思ってはいます。患者の健康管理にかかる時間はインスリンやステロイド使用の有無によっては絶対変わるとは思うのですが，nを増やせばある程度両群ともに同じレベルになると思います。

森本：従来型のシステムを使っている施設と，新規型のシステムを導入する施設をクラスターで割り付けて，ランダム化して比較すればnは増えるんだけど，3つ4つじゃなく，10とか20のクラスターをプラスせないか

んので現実的じゃないよね。ほかの施設の先生がそれに乗ってくれると
も思えないし。

関　：ある個人の先生のスキルで作られた血糖管理システムなので，一般化は
できていません。だからこそ，このシステムの利便性を出したいと思っ
ています。

森本：病棟によって従来型と新規型を分けるのはアリだけど，やっぱりイラッ
とするじゃない？　医師は2人しかいないの？

関　：外来担当の医師と時短勤務の医師がいるので，研究期間だけ入ってもら
うのはできると思います。

森本：病棟で分けると，似たような患者さんが同じ病棟に集まってるから，患
者の背景疾患とものすごいリンクしそうだよね。やっぱりITSでやるの
がシンプルでいいかなぁ。もしくはシステムの違いを，医師の違いや
ベースラインの患者背景の違いを補正して，患者単位で分析する。何年
もかけると医療がガラッと変わってしまうことがあるから，1年〜半年
の単位で何十人か集めるべきやね。時間が単位という連続変数なので，
統計的パワーが比較的強いはずなんで，たぶん100人ぐらいでいけると
思います。

関　：患者単位でのデータは難しいので，1日あたりの時間になって，そこで
何人の患者を診てるってことで割って，1患者あたりの平均的な時間を
出すことはできるのかなと思います。

森本：その場合は，システムの違いと，医師の違いだけでいかなきゃいけない
ね。長期間でカウントしたほうがいい。長期間であれば，患者さんもそ
うそう変わらないっていう前提。毎日血糖のデータはとるわけだから，
この患者に対して10日間と決めなくていいわけやん。1日のトータル
時間，1日あたりの対象患者数，その日の低血糖とかのイベント数とか
をアウトカムにする。ユニットは1日やな。だから2カ月なら60 obs
（observation），3カ月なら90 obsという形かな。1日あたりの時間な
ので患者背景の補正は基本的にはできないと思っています。患者背景が
極端に変わらなきゃいいと思うんだよね。短期間だとどうしても重症の
人が入院したとかあるけど，長期間であれば，同じような割合で起こる
だろうという前提が成り立つから。患者背景のテーブルには，従来型シ

ステムのときと新規型システムのときで詳しく書く。僕は結構いろんなデータを解析してて，例えば電子カルテシステムに骨粗鬆症のガイドライン入れたシステムと入れないシステムを研究したときは，1年間ずつみて，入れたらどうなるかを評価している。前提として，1年間の入院期間における患者数や死亡率がほぼ同じというのをまず出したうえで，前後のプロセスの違いはシステムの違いだと推察されるということにしたね。

新規型のシステムは時間は絶対に短くなるに決まってるんです。だからすごい労力を使って，当たり前の結果が出るということですね。

関　：看護師の満足度などのアウトカムにまでつなげられたらと思います。

研究はトレードオフ

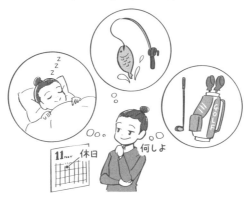

森本：研究って基本的にトレードオフなので，今言ったいくつかを取捨選択をしたらいいと思うんです。どの期間でやれば適切なのかは，やっぱりちょっと考えなくては。たしかに調査対象期間を短くすれば，研究にかかる時間は短くなるんだけど，結果的にある時期は軽症が多かった，重症が多かったということの議論もやっぱせなあかん。**やっぱり Table をちゃんと作って比較する**。イベントをできるだけ揃えたほうがいいと思

うんだけど，労力の問題もあるので。「血糖管理だけ今日はする」みたい
にして。工夫して考えましょう。現実的なデータをとるっていう，論文
の裏側みたいなところが実はなかなか難しいところで。まあ，でもデザ
インの枠組みが決まったら，あとはさっき言ったトレードオフなので。

関　：ありがとうございます。ITSがいいのかなと思いながら，実際どれぐら
い測定したらいいのかと思っていました。たしかに時間が短くなるのは
目に見えていて，それをずっと測ってる意味があるかなと思ったので，
理解度が上がりました！

戦略と思考法

- 案①：従来型のシステムを，ある段階で新規型のシステムにガラッと変
えて比較する(シンプル)。
- 案②：ある患者は従来型，ある患者は新規型と割り付けて比較する(シ
ンプル)。
- 案③：従来型システムを使う施設と，新規型システムを使う施設を比較
する(このテーマでは現実的ではない)。
- 案④：従来型システムを使う病棟と，新規型システムを使う病棟を比較
する(患者の疾患背景が異なってしまう)。
- 新規型のシステムが良いに決まっているので，労力をすごく使って当た
り前の結果を出すことになる。案①・②のようなシンプルな方法で現実
的なデータをとるべき。

> \さらに/
> **感想戦**

「前提」をしっかり
アピールする書きっぷり

　結構難問でした。コンサルタント目線でいくと，クラスター RCT とかをアドバイスすれば簡単なんだけど，僕はできるだけ現場の先生方がやろうとしていることを活かしたデザインや解析を考えます。もちろん，思いつきで集めたデータを「従来型」と「新規型」で比較したって，おそらくいいジャーナルには通らない。できる範囲で，できるだけ比較可能な形で，データを集めて解析しよう。

　その先，**論文の書きっぷりも大事です。言いすぎることもなく，言わなさすぎず。** 言いすぎる論文は，臨床医が書く論文に多いのですが，やはり研究デザインや統計解析，因果推論の原則を知らずに研究をやっているのだろうと，エディターに足下を見られます。逆に，観察研究だから因果関係はいえないので，「かもしれない」「将来の研究が必要だろう」となんでもかんでも書いちゃうと，何のために研究をやって論文を書いているのかわからなくなります。

　前後でシステムを変えて，interrupted time series analysis がいいだろうと話しました。現実的にはこれがよいように思いますし，アウトカムも連続変数なので，統計学的なパワーもあってよいだろうと思います。ただし，**システム変更の前後で，患者層や検討対象となるシステム以外の病院の診療スタイルが変わらないという前提が必要であり，論文でもそれをしっかりアピールする必要があります。** 論文には Methods で診療環境について詳細に記載しましょう。で，システム変更前後で，医師数や病院の仕組みが変わらないことを書きます。場合によっては，周囲の診療圏にも変化がないことを書く必要があるかもしれません。Results，もしくは Supplemental file には，今回の論文の対象となる糖尿病の患者さんの背景だけでなく，病院の入院患者数とか，在院日数とか，診療が変わっていないよ，といったことを Table で記載します。

　変わっていた場合どうするか？　まず**論文の結論にどういう影響があるか**，ですね。結論に対して不利な方向に変わっていれば，堅牢になる，という方向で分析して記載を。有利な方向であれば，その分は差し引いて議論しないといけませんね。Limitation でもしっかりと。

　あとは，患者単位で分析して，患者背景や使ったシステムで補正して，とも言ったけれども，まず難しいかな？　患者単位で血糖管理時間を集めるのは，前向きコホート研究だとしても，新たな情報収集システムを組み入れないと難しいので，現実的ではないね。

前向き観察研究

2 前向き研究の精度を高めてネクストステージであるRCTに進みたい
もしも誤嚥性肺炎患者に歯科医が口腔ケアをしたら，予後が改善するか調査した研究

宮上泰樹

相談事項

- アウトカムである「誤嚥性肺炎」の疾患の定義が曖昧なまま始めてしまった。
- ヒストリカルコントロールのバイアスをどうしたらいいか。
- サンプルサイズの計算をしていなかった。
- 単施設の研究なので外的妥当性が低いかもしれない。
- 今後，この研究を他施設RCTにしたいが，RCTにすると対照群に不利益が生じてしまうのではと気にかかる。

Introduction

宮上：この論文はInternational Dental Journalにacceptされており(2024；74：816-22. PMID 38220512)，この研究のネクストステージの相談をしたいと思っております。

　誤嚥性肺炎は超高齢化社会の日本で真剣に取り組む必要があるテーマだと，患者の平均年齢が85歳の病院に勤めていたときに思いました。誤嚥性肺炎の背景には嚥下障害や口腔環境の不衛生があり，歯科医の口腔ケアによる口腔内の環境改善が有効だといわれています。過去のエビデンスとして，歯科医や衛生士の口腔ケアで誤嚥性肺炎が減少（vander

Maarel-Wierink C D, et al. Gerodontology 2013；30：3-9. PMID：22390255），食道切除術前の歯科医/歯科衛生士の口腔ケアにより術後肺炎が減少した（Soutome S, et al. Surg Infect 2016；17：479-84. PMID：27135659）というものがありますが，歯科医の介入により誤嚥性肺炎の予後改善を示したのは症例報告しかないというのが現状です（Nawata W, et al. Case Rep Dent 2019：4945921. PMID：31934463，Okub M, et al. Case Rep Dent 2022：6375915. PMID：35386430）。高齢者は誤嚥性肺炎の再発を繰り返して死に至りますが，口腔ケアは誤嚥性肺炎の予防には効果があるものの，再発・死亡といったいったん発症した後の予後の改善には効果が限定的です。誤嚥性肺炎患者に対して歯科医が介入すると再発が減るという仮説を立てて検証しました。

Materials and Methods

宮上：400床，入院患者の平均年齢85歳の順天堂大学医学部附属順天堂東京江東高齢者医療センターにて行いました。常勤の歯科医はいないので，歯科医が介入すると看護師の口腔ケアスキルが向上してしまうことが考えられ，コントロール群まで影響してしまうことでRCTでは効果がみられないと考え，ヒストリカルコントロールのある前向きコホート研究として計画しました。介入群のみ前向きで，医師の判断で誤嚥性肺炎かどうかを確認しました。コントロール群は後ろ向きで，病名検索によるデータ収集を行いました。

誤嚥性肺炎の定義は定まっておらず，複数の論文で提言はされているものの，診断基準もありません。①肺炎の画像所見，②誤嚥がみられる，もしくは誤嚥のリスク因子がある，③肺炎を示唆する症状がある（López-Fernández P, et al. J Anat 2019；235：1098-104. PMID：31418466）として，入院後発症や，結核などの別の診断がついた症例は除外しました。

歯科医の口腔ケアは，①10年以上の臨床経験のある口腔ケアを専門とした歯科医が，②週に1回，③1人の患者につき10分程度行います。

誤嚥性肺炎の再発の定義も先行研究はほとんどありませんが，肺炎の寛解（抗菌薬終了かつ解熱）後に，①肺炎に特徴的な臨床症状（37.5℃以上，喀痰量増加），②主治医の判断で抗菌薬を再開したものとしました（Chojin Y, et al. Aging Dis 2017；8：420-33. PMID：28840057）。

Results

宮上：介入群（n＝91）とコントロール群（n＝94）はほぼ同数です。コントロール群のほうが脳卒中（20 vs. 36）と糖尿病（14 vs. 26）の頻度が高いですが，それ以外の背景はほとんど変わりませんでした。

多変量解析は3つのモデルで行いました。Model 1は再発・年齢・性別，Model 2はModel 1に糖尿病・誤嚥性肺炎の既往を加え，Model 3はModel 2に認知症・Frailのスコアを加えています。

Model 1，Model 2，Model 3のすべてにおいて，口腔ケアが有意でした（**表**）。再発もしくは死亡を脱落としたカプランマイヤー曲線は，介入早期から効果があったという結果でした（**図**）。

表

	Variables	Coefficient	Adjusted HR	95% CI	p
	口腔ケア	−0.765	0.465	0.278～0.780	0.0037*
Model 1	年齢	0.001	1.001	0.972～1.031	0.938
	性別（女性）	−0.115	0.892	0.533～1.492	0.662
	歯科医の口腔ケア	−0.737	0.479	0.284～0.805	0.0055*
	年齢	0.002	1.002	0.973～1.032	0.880
Model 2	性別（女性）	−0.129	0.879	0.522～1.479	0.627
	糖尿病	0.267	1.306	0.733～2.326	0.365
	誤嚥の既往	0.104	1.110	0.636～1.938	0.713
	歯科医の口腔ケア	−0.735	0.479	0.285～0.807	0.0057*
	年齢	0.002	1.002	0.973～1.032	0.899
	性別（女性）	−0.133	0.875	0.520～1.474	0.617
Model 3	糖尿病	0.273	1.314	0.733～2.356	0.359
	誤嚥の既往	0.098	1.103	0.624～1.951	0.735
	認知症	0.100	1.105	0.614～1.987	0.740
	Clinical Frailty Score≧7	0.001	1.001	0.567～1.765	0.999

＊：有意差あり

図

早期から介入効果あり

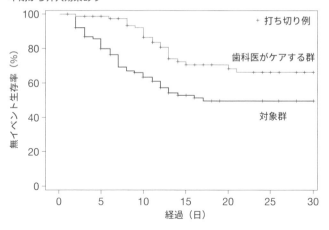

Discussion

宮上：つまり誤嚥性肺炎に対する歯科医師による口腔ケアは，早期から介入効果が高いということがいえます。ただ実際には，再発率が約44％とかなり高く，これは先行報告と比べても高い結果でした。入院患者の平均年齢85歳で，認知症の閉鎖病棟もあるような施設であるという背景を考えると，やむをえないところはあるかと思います。

Limitation

宮上：研究についての相談ですが，
　　　①誤嚥性肺炎の定義が曖昧であったということ。
　　　②ヒストリカルコントロールであり，バイアスがかかった可能性があること。
　　　③事前にサンプルサイズを計算していなかったこと。
　　　④単一施設の研究であったということ。
　　　⑤介入群において，終盤は看護師が歯科医のスキルを習得してしまった可能性があること。

が挙げられました。

今後の展望として多施設RCTをやりたいと考えていますが，2020年現在で，歯科医がいる施設は20数％しかないことが課題です。

森本：①〜⑤を一つずつみていきましょうか。①誤嚥性肺炎の定義はなかなか難しいよね。過去のペーパーに基づくしかないのは仕方がないんじゃないかな。高齢者やから，喀痰グラム染色とかは入れないんだよね？

宮上：入れていないです。痰培が結構とれない人も多いので。実は20人ほどは専門の先生が痰をとってくれたのですが，研究としては使えないと思ったので，入れませんでした。

ヒストリカルだからバイアスがかかるわけではない

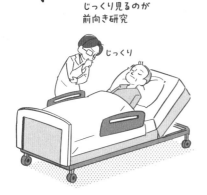
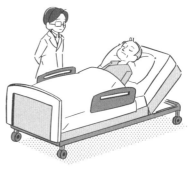

森本：②ヒストリカルのバイアスって何？

宮上：介入群は，研究を意識してしまうので，担当医が再発に対して抗菌薬を意図的に使わなかったことなどがあったのではないかと考えました。

森本：おお，そういうことか。ヒストリカル，すなわち後ろ向き研究だから抗菌薬使用は自然であって，バイアスがかかりにくいところもあると思います。逆に前向きは誤嚥性肺炎をきちんとその日のうちに評価しているのに，ヒストリカルの診断は甘かった，みたいなバイアスも起こりうるからね。**大事なことは，ヒストリカルだからバイアスが多いというわけではないよ。**研究の結果に大きく影響を与えるバイアスには，患者選択

バイアスと評価バイアスがあります。ある集団に意図的に検査をしたりとか。典型的なところでいうと，前向き研究で高齢者の集団にMRIをひたすら撮っていけば，脳梗塞はまあ見つかるよね。だから起こりやすいのかどうかを考えてみる。この研究では，前向きと後ろ向きを組み合わせたことによって，前向き側のほうで医者のプラクティスが変わった可能性があると書いておけばいい。いろんなバイアスがあるから，**僕はLimitationを書くとき，どんなバイアスがありうるかをできるだけ詳しく書くようにしています。**

観察研究のサンプルサイズは根拠が言えればそれでいい

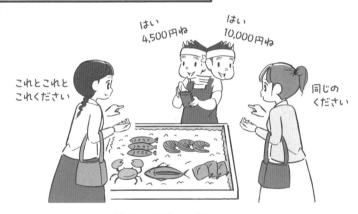

値段の根拠が言えるか？

森本：③「サンプルサイズを計算しろ」はよく言われるけど，**僕は観察研究のサンプルサイズは，臨床試験や治験のサンプルサイズとは違うと思っています**。臨床試験や治験は基本的に人体実験なので必要最低限の数でやるのが大原則だけど，**観察研究のサンプルサイズは根拠が書ければそれでいいと思います**。この研究だと，エンドポイントに達する数はどのくらいか，それに対して必要なnはこれぐらい，nがこれぐらいであれば補正をかけるのに十分な数はどのくらいか。ある施設で1年間の症例はこのぐらいの数があり，2年間でこれぐらいの数になるので解析する意義

がある，とかでもいいね．観察研究を治験のようなαエラー，βエラーで考えようとするのがおかしな話です．たまに見かけるけど．

これは statistical reviewer でも誤解があるところで，ある雑誌の reviewer が「サブ解析のサンプルサイズの計算を出せ」と言ってきたけど，僕は「結果としてのエフェクトサイズを見てパワーを出すのは簡単だけど，無意味だよ」と答えました．サブ解析なんだからサンプルサイズのパワーは不足するに決まってるやん．それが second reviewer に回ったら，「そうだ．その通りだ」となって，最初の reviewer と反対の意見となっていましたね．

単一施設 vs. 多施設，どちらが accept されやすい？

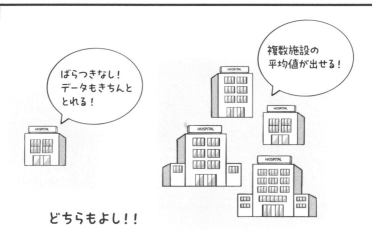

どちらもよし！！

森本：⑤介入群において，終盤は看護師が歯科医のスキルを習得してしまった可能性があること，だね．治験じゃないんだから，歯科医の手技の効果をみたいわけじゃない．先生が報告したいのは，歯科医がやる口腔ケアで誤嚥性肺炎が減るってことやろ．そのプロセスで看護師が覚えててもかまわんやんけ．

宮上：確かに！

森本：それも一つの効果なんやから．そうすると⑤は，Limitation でもなんでもない．歯科医が1回しか来ていなくても，看護師がそれを覚えて，翌

日も翌々日も口腔ケアをしてくれるかもしれないし，④単一施設の研究であっても，それができる施設には適用できるし。一方でこれだけエフェクトサイズが大きければ，ほかの要素もあると考えるのが普通なんよ。

宮上：実は④単一施設ということで，いくつかのジャーナルから蹴られてしまって……。

森本：ジャーナルは多施設だと喜ぶけど，単一施設で何が悪いの？

宮上：外的妥当性みたいなことなのかと解釈してたんですけど。

森本：単一施設だとだめで，3施設なら外的妥当性をカバーできるとか，そんなこと全然ないよね。僕も単施設でペーパー出すけど，ほとんど結構いいところに通るから，そんなにマイナスとは思わないんですよ。単一施設だと診療自体のばらつきが少ないし，データもきちんととれる。多施設だと，特に後ろ向きの場合は，各病院の診療の仕方やいろんなものの定義が違ってくる。多施設だと，複数の病院の平均値が出るというだけの話だと思います。

カプランマイヤーに必ず入れるべき3行

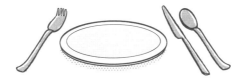

フォークとナイフとスプーンが揃っていれば
なんでも食べられる

宮上：歯科の先生が1カ月間しか介入できないので，フォローアップは基本的に寛解後1カ月間です。ADL（日常生活動作）がかなり悪い方が多いので，入院期間をフォローアップにあてています。もちろん1カ月より早く帰ってしまった方も含めていますが，そういう方は再発していません。カプランマイヤーのスケールも30日でカットしています。問題点

として，コロナ禍で肺炎患者を受け入れにくい状況だったので，誤嚥性肺炎は退院後も繰り返すことが多いけれど，再発退院後までフォローできませんでした。

森本：カプランマイヤーには Number at Risk や Incidence をしっかり出したほうがわかりやすいね。**僕は Number at Risk と，それから積算イベント数，イベント率の 3 行を必ず入れるようにしています。**

Surrogate はどっちなのか？

同じ surrogate でもこんなに違う

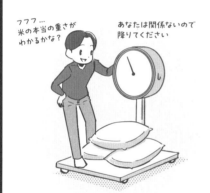
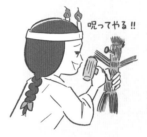

エフェクターとしての surrogate　　　　　アウトカムとしての surrogate

宮上：歯科医の先生の口腔ケアを見て感動しました。10 分やるだけですべてが綺麗になって，このメソッドを広げていくべきだと考えました。動画に撮って，みんなが使えるようにすることも研究テーマとしてありだと考えています。前向き群のほうは OHAT（Oral Health Assessment Tool）という口腔スクリーニングのスケールで口の中の環境についてのデータもとっていますが，ヒストリカル群は取れていないので今回は載せていません。別論文で，口腔内環境と入院期間の関連を調査する研究をしています。実はペーパーに歯科医の先生が行った手技を全部書いたのですが，reviewer に「全部削りなさい」と言われてしまいました。

森本：ジャーナルが「削れ」と言ったのは，おそらく「歯科医を介入させるか

否か」で改善を測るペーパーになっていたからだと思うんです。「手技」という本当の介入ではなくて，「歯科医」という代理人（surrogate）を介入とみなしたんです。surrogate って EBM ではネガティブに捉えられることが多いんだけど，それはアウトカムの話であって，エフェクター（介入要因）のほうでは「いろいろな複合要因を一つにまとめてくれる便利なもの」と考えます。例えば，循環器領域でよく使われる BNP はそれ一つで疾患の存在を示唆するマーカーだし，予後がおおよそわかる予後マーカーにもなる。多変量解析で年齢やそのほかの要素で補正しなさいとか言うレビューをときどきみかけるけれど，それは論文によってはあまり意味がなくて，BNP が高いからプラクティスを変える，判断するということをロジックの中心にもってきて，そのまま補正せずにジャーナルを通すことがよくあります。

宮上：なるほど。

森本：なので，**アウトカムとしての surrogate と，エフェクターとしての surrogate は分けて考えたほうがいいと僕は思っています**。いいジャーナルに通ったとは思うんだけど，細かい改善点はあります。僕，この期に及んでイベントの発生数がわからへんねん。それがやはり適切な多変量解析につながるので。

宮上：たしかにそうですね！

森本：基本的な統計量はきちんとプレゼンすべきです。今後もしやるんであれば，歯科医の介入を surrogate とするのではなくて，例えば歯石をとる／とらないのような，**具体的な介入について RCT をするのが一つかもしれませんね**。今回の論文では歯科医は 1 人だけど，多施設にすると歯科医を surrogate にすると介入にばらつきが出てくるから，**口腔ケアを定義してしまったほうがペーパーにしやすいね**。「口腔ケアの定義は○○と○○と○○をすることである。」というふうにね。だから今回のペーパーは単一施設でよかったと思います。最近，メタバース空間で同じ手技ができているかを検証して，一致率が 90％を超えた人のみ介入ができるとしている研究もありますが，どこまでやるのかは，実現可能性と相談すべきですね。

誤嚥性肺炎の定義についても，過去のペーパーに合わせるしかないし，

サッカーと同じで研究はルールなんです．今回の論文ではわれわれはこれを誤嚥性肺炎とみなしてます，というルールが決まっていればいい．

僕がやっているレジストリでも，急性の呼吸器症状を定義したら急性呼吸器感染症やアナフィラキシー，頻脈も呼吸不全もみんな入ってくることがあるけど，しゃあないです．現場から「除外しましょうか」と言われるけど，プロトコル上定義したからには入れるしかない．これがこの臨床研究のルールだということなので．

対照群の不利益をどう考える？

前向き観察研究②

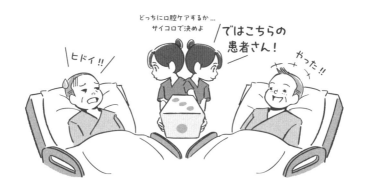

宮上：トップジャーナルでは模擬的な外科手技を対照群にしたRCTがよくあると思います．この研究もアグレッシブにやるのであれば，口腔ケアをしないけど，しているふりをするという対照群が考えられますが，これをやるべき研究とそうでない研究はどう考えたらいいですか？

森本：自分の親が研究対象となる患者だったら，RCTに同意してくれたからといって，対照群に手技をしないという気にはなれないですね．おじいちゃんが誤嚥性肺炎を起こしたら口腔ケアしてあげたいやん．後ろ向きの観察研究にするか，今回のように前向き観察研究にしたうえで口腔ケアをスタンダードにし，対象患者全員に「これを重点的にやる」と決める．そうすればRCTよりもｎが増えるかもしれないし，逆に効果が出にくいかもしれないけども，それが倫理的にいいような気がします．僕

は薬に限らず，**blind study（盲検試験）が絶対とは思いません**。ブラインドをしようと思った治験は，プロセスが増えるし，プロセスを増やすぶんだけエラーも増えるからね。

宮上：例えばですけど，訓練をした病院（介入病院）とそうでない病院（コントロール病院）みたいにやるのはありですか？

森本：施設の影響を無茶苦茶受けるから，このテーマでは効果の差が説明つきになると思います。

宮上：RCTを組むときに，同一施設内だと，対照群を同時に走らせることになり，看護師さんへの教育の影響が無視できなくなってくるかなと思います。それありきと捉えてRCTを組むべきなのか，そうするとバイアスが入ってきちゃう気がするんですけど。どうやって構成するといいでしょうか？

森本：介入研究をする場合は，明確な介入点を作らなきゃいけないから，今言った「歯垢をとる」とかを明確に文字に起こさないといけない。スタンダードケアの練度が上がるとしても，「歯垢をとる」のエフェクトはたぶん残るはず。サンプルサイズは大きめになるけど，患者はたくさんいるみたいだし，喜ばれる仕事なのでやっていいんちゃう？　やらない理由がない！

戦略と思考法

・疾患の定義は論文の最初で定義してしまおう。この論文のプロトコルとして入れるか・入れないかをはっきりすれば良い。

・ヒストリカルだからバイアスがかかるわけではない。バイアスはあるものなので，Limitationに書けば良い。

・観察研究のサンプルサイズは根拠が言えればいい。どういう根拠でその数にしたかの理由が明確であればいい。

・RCTにするならば，介入/非介入の比較ではなく，「重点的に介入した手技」に焦点を当てて比較するのと倫理的に実施できる。

さらに

感想戦

前向き研究か？
シングルアームの介入試験か？の分岐点

前向き観察研究②

　こちらも難しいというか，「微妙」な研究です。歯科医が新しく実施する口腔ケアが新規の実験的介入と解釈されれば，ランダム化していないけれども介入研究になります。逆に，一つ前の新規型血糖管理システムと同様に，診療上必要な改善を行い，その効果をランダム化じゃなくて，観察研究で評価するという考え方もあって，今回は後者です。しかし，ほかの評価者（倫理審査委員会や査読者）から，これはシングルアームの介入研究じゃないか，と指摘される可能性はどちらもあります。その通りです。

　シングルアームの介入研究として実施することも可能というか，それができるんだったらそちらのほうが研究としては堅牢です。ただ，介入研究は手続きが煩雑であり，文書同意が原則必要です。前の新規型血糖管理システムは，患者さんに直接的に介入するのではなく，例えば手術室の照明や感染管理対策ポリシーを変えるといった感じなので，その変更の影響を評価するという立て付けは明確です。従って，前向き観察研究で診療環境の変化の前後の評価をする，というのは通りやすいでしょう。

　一方で，こちらの歯科医が実施する口腔ケアの有効性は，その気になればランダム化が可能であり，口腔ケアの有効性は高いと考えられ，口腔ケアをしない対照群を置くのは非倫理的であるというロジックがあれば，シングルアームの介入試験も可能です。この論文のオルタナティブはそっち，すなわちシングルアームの臨床試験かな。で，過去の口腔ケアをしなかった群をヒストリカルコントロールとして比較検討することとなります。ただ，**ヒストリカルコントロールと比較するシングルアームの介入試験は，結局，RCTとは似ても似つかぬ研究であり，時代背景や診療環境の違いを補正しきれないので，論文化は苦労します**。

　じゃあ，前向きコホート研究としてやったことのロジックは？　やっぱり「微妙」です。原則的に，研究を企画する前に，まずは臨床上の必要性がなくてはいけません。例えば，誤嚥性肺炎の患者さんみんなに歯科医による口腔ケアをやってあげる診療を組織として決定していることです。そのうえで，この医療の質の改善活動が，口腔ケアをしなかったときと比べて患者アウトカムを本当に改善し

80

たのかを評価しないといけないから，同時に前向きコホート研究としてデータを
収集して解析した，というロジックです。「微妙」でしょう。

　そんな「微妙」なやり取りをするぐらいだったら，診療上必要なことは研究の
枠組みではなく，臨床医として患者さんのためにしっかりとやったらいいんで
す。やったうえで，本当に今回のプラクティスは患者さんのためになったのだろ
うか？　という疑問が出てきたので，過去の診療を振り返って，後ろ向きコホー
ト研究をすればいいんです。オプトアウトで。どうせ半分は後ろ向きだったで
しょ。「前向きコホート研究」と書いたって「後ろ向きコホート研究」よりも見栄
えがすることはありません。

前向き観察研究②

column
3
「これは対象群じゃない」ってどういうこと？

　論文セミナーでアドバイスするときに「これは対象群じゃない」と言うことがあります。対象群って難しくて，「対象群じゃない」と言い切ることが難しい。

　論文を書いている人が，対象群を説明するときに「あれは除外，これも除外」としていくんだけど，「これは除外するな」ってアドバイスすることは結構多いんだよね。治験なら簡単なんだけど，観察研究みたいな既存のデータを使う場合，何を入れて・何を入れないかというのはオプションがものすごくたくさんある。入れる選択肢もあるし，入れない選択肢ももちろんある，ここは奥が深いところやねえ……。

　オルタナティブは当然いつもある。除外すべき・残すべきの確信度にはグラデーションがあって，絶対に除外すべきだというときと，逆に除外は論理的におかしい，あとから観察中にわかったという理由で除外すべきではないといった，ほぼ黒みたいなときから，どっちでもいいというときまであって，どっちでもいいという場合は本人のロジックを聞いて決めています。ロジックがあればそっちを優先するし，ロジックがなかったらどちらかに決めます。合併症を入れるべきか入れないべきかというのも同じことで，合併症を入れると症例数が増えるけど結果が濁るとか，サブグループ解析をしなくてはいけないとかあって，どっちもどっちなんよ。その辺のグラデーションがとてもある。**この見極めの訓練っていうのは，どこかでしないといけない。**

column
4

論文執筆に必要な
「大局観」は囲碁と似ている

　ゴルフばっかりだと人生後半の趣味が足りないかなと思って，最近囲碁を勉強
し始めました。15年ほど前に教えてもらったことがあったけど，そのときはまっ
たく面白くなくて興味がもてなかった。隣の石を潰せと教えるような先生だった
からで，そうすると囲碁はオセロにしかみえなくなり，広い盤上が退屈でした。

　最近習った先生は，盤上全体を見て，自分の陣地をどこにとるかを見据えて，
相手との間合いを詰めながら全体を押さえていく。隣の石を潰すような「鍔迫り
合い」になるのは最後の最後です。鍔迫り合いは囲碁の本質ではありません。**た
とえ鍔迫り合いのところで負けているところがあったとしても，全体を広く見た
ほうが賢くて，勝ちに繋がります。**

　僕の臨床研究ワークショップでも同じようなことを教えています。統計やp値
といった細かいことをつっついたり，いくらそこを勉強したとしても論文は全然
うまくならない。新しい統計解析を覚えてそればっかり強調するようなことは，
論文をいいジャーナルに通すことにはまったくつながりません。囲碁と一緒で盤
面全体をみて，この研究は臨床現場にどういう見通しがあって，どういうメッ
セージを伝えてという，自分の陣地を押さえるところをまず俯瞰的に決めて，局
所的なところには後から対応していく。どう石を取るかばかり考えてもうまくい
きません。「大局観」というのがとても大事です。**僕の論文がネタ的にすごいわけ
ではなくてもいいジャーナルに通るのは，おそらく「大局観」があるからです。**

　「大局観」から始めて，統計解析はあとでいい。クリニカルクエスチョンから論
文化というゴールまで見据える。**でき上がった論文をイメージしながら，クリニ
カルクエスチョンに戻ったり，メッセージやストーリーを考えてプロセスを作っ
ていく。**囲碁の最終盤面を考えながら打っていくのと似ています。

　スタートからゴールがあって，その逆算（ゴールからスタート）からプロセスを
作ることが大事。ただそうすると，解析結果やデータがその道筋からずれるもの
がどうしても出てくる。そのときどうするか。

　僕は最後までずれているところは置いておきます。最後の最後に削るかもしれ

83

ないけれど，ずっと置いておく。削るのは最後でもできるから。論文に取り込むこともあるし，別の論文にすることもある。解析に使うこともあるし，捨てることもある。**石は多いほうがいいし，石に対する「目配せ」はずっとあったほうがいい。**

　受験勉強が圧倒的にできる人っているでしょう。そういう人は問題を作っている人の意図がわかっちゃうから簡単に解けるんだよね。どんな難問であっても，出題者の意図を逆算していけば簡単なんだよ。

　将棋は結構序盤から相手の出方によって陣形が大きく変わるから最終局面は想定できない。囲碁は，最初のうちから最終局盤を想定しながら打たなくてはいけない。そこが論文執筆に近いね（そのうち囲碁が忙しくて仕事なんかできるかって感じになるかね（笑））。

---

column 5
森本先生の論文合宿は
ブートキャンプ？

　NEJM や JAMA のような一流誌に出す人って，**米軍キャンプみたいなマッチョなブートキャンプをこなしていると思っていませんか？**　違います！　実際にやっているのは羊飼いみたいなことです。あっちに行った羊をこっちにやって，こっちにいった羊をあっちにやる。自然のなかで羊と戯れるだけです。

　僕のワークショップはもちろんきちっとやっているけれども，鍛えているわけではなくて，自分から学んでいくスタイルです。グループワークやディスカッションが多いのもそういう理由です。僕のほうから質問を投げかけてみてヒントや気づきを得て，2 パターン 3 パターンのなかから何かを選択していくなかで，ロジックを学んでいく。一方向に向かって鍛えるというよりは，**解析や論文作成の作業のなかで自ら迷走して学んでいくことです。**

3 後ろ向き観察研究

すでに観察（診療）が終わっている患者さんから必要なデータを抽出して評価する「後ろ向き観察研究」。自施設のデータだけではなく，データベースを使った研究もできますので，初学者には取りかかりやすいデザインです。ただ，観察が終わっているがゆえに，データの取り方には注意を払う必要があります（アウトカムをみつけてから過去に遡ってはいけません！）外的妥当性・内的妥当性の検証の仕方や考え方，データベース研究において注意しなければならないことなど，その戦略を議論します。

後ろ向き観察研究

後ろ向き観察研究①

1

DPC データベースを用いて
論文を書きたい
75 歳以上の切除不能進行・再発胃癌患者に対する
一次治療としての減量多剤併用療法の有効性：
過去起点コホート研究

山本竜也

相談事項

- DPC データベースを用いて，単剤療法 vs. 減量多剤併用療法の生存期間を比較したい。
- Discussion は 6 段階で書けば良いか。
- 解析手法はどこまで書けば良いか。
- IPTW を使うと信頼性が高くなるか。

Introduction

山本：75 歳以上の切除不能進行・再発胃癌患者に対して，1 次治療における単剤療法開始と比較し，減量多剤併用療法開始が生存期間を延長させることができるかの後ろ向き観察研究を考えております。

切除不能進行・再発胃癌に対する治療は化学療法がメインで，治癒よりも，癌の進行に伴う臨床症状の改善，および生存期間の延長が目的です。現行のガイドラインでは，フッ化ピリミジン単剤よりも，フッ化ピリミジン＋プラチナ系薬剤の多剤併用療法が推奨されていますが，高齢者では有害事象による全身症状の悪化が起こりうるため実施困難なことが多く，患者・主治医において判断すると記載されています。この場合，減量多剤併用療法や単剤療法が許容されるというのが，現状のプラクティ

スです。

減量多剤併用療法に関しては，2021年の英国からのRCTにおいて，標準療法の多剤併用療法と比較し，減量多剤併用療法が癌の制御を著しく損なうことはなく，副作用は減少，無増悪生存期間や全生存期間ともに同程度であったとされ，非劣性が証明されております（**図1上**）。減量群では総治療期間が延長したことで，長期の腫瘍制御を示すことができたと考えられています。

2022年の韓国からのRCTでは，無増悪生存期間には優位差があったものの，全生存期間には優位差がなしという結果でした（**図1下**）。ただ，このRCTは240例登録するところ，症例の集積困難で試験中止となり，100例集まった時点における50例対50例での比較であり，しっかり結論が出たとはいえないところです。

つまり，切除不能進行・再発胃癌に対して多剤併用療法が推奨されており，標準治療が困難な高齢者などでは減量でも有効である可能性があるものの実臨床での有効性は不明です。

Materials and Methods

山本：後ろ向きコホート研究で，DPC（diagnosis procedure combination）のデータベースを用いて，2010年10月〜2023年5月まで検討しました（**表**）。PECOと適格基準を示します。化学療法が1〜2サイクルで終わってしまうと効果が不十分になる場合があると考え，2サイクル以上を組み入れ基準に記載しました。曝露群の減量多剤併用療法（標準用量の50〜80％で開始），比較群は単剤療法です。調査項目1〜10は先行研究を参考にしています。

主要評価項目は，多剤併用療法群のハザード比（HR）です。治療成功期間は，増悪または理由を問わない死亡による治療中止までの期間としています。副次評価項目は表の通りです。交絡因子は，調査項目のうち1〜8を考えています。サブグループ解析は表の通りに行います。

統計解析にはRを用いて，傾向スコアを用いた重み付けを考えております。傾向スコアのなかでも特にIPTW（inverse probability of treatment weighting：逆確率重み付け）を考えております。主要評価項目はLog-rank検定を用いた生存曲線を比較し，Cox比例ハザードモデルを用いて，HRと95%信頼区間を算出します。

堅牢性の担保のために感度解析も行う予定です。1〜4を考えています。
1．初回投与量を減量しない（100%dose）で開始する症例も含めて解析

図1

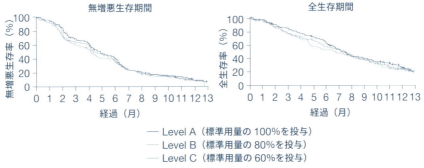

減量多剤併用療法のRCT（GO2試験）

- 標準用量多剤併用療法と比較し，がんの制御を著しく損なうことなく副作用を減らし，生存期間延長は同程度であった
- 減量群で総治療期間が長く，長期での腫瘍制御につながった

Level A（標準用量の100%を投与）
Level B（標準用量の80%を投与）
Level C（標準用量の60%を投与）

（Hall PS, et al. JAMA Oncol 2021; 7: 869-77. PMID: 33983395 より作成）

減量多剤併用療法 vs. 単剤療法のRCT（KCSG ST13-10試験）

- 症例集積困難で試験中止となっている。

無増悪生存期間：減量多剤併用療法／単剤療法　HR 0.53（0.34-0.83）p=0.005

全生存期間：減量多剤併用療法／単剤療法　HR 0.86（0.56-1.30）p=0.231

（Lee KW, et al. Cancer Res Treat 2023; 55: 1250-60. PMID: 37232070 より作成）

2．70〜74 歳までの患者も対象に含めて解析

3．1 サイクル終了症例も対象に含めて解析

4．傾向スコアマッチング法を用いて解析

表

PECO		P：75 歳以上で切除不能進行・再発胃癌に対し，1 次治療における標準用量での多剤併用療法以外で化学療法を開始した患者 E：減量多剤併用療法（SP，XP，SOX，CapeOX，FOLFOX） C：単剤療法（S1，Cape） O：治療成功期間（増悪または理由を問わない死亡，治療中止までの期間）
適格基準	組み入れ基準：	1．75 歳以上 2．未治療の切除不能進行・再発胃癌（ICD-10：C160-169，C77-79） 3．1 次療法を 2 サイクル以上受けた
	除外基準：	1．同時性重複癌 2．遠隔転移・再発の詳細が不明 3．Human epidermal growth factor receptor2（HER2）陽性
曝露/比較，調査項目	曝露：	1．減量多剤併用療法 2．標準用量の 50〜80％で開始 3．途中での増量，単剤変更含む
	比較	1．単剤療法 2．途中での多剤変更含む
	調査項目	1．性別 2．年齢 3．ADL（バーセルインデックス） 4．Body mass index（BMI） 5．チャールソン併存疾患指数（CCI） 6．内服薬数 7．転移・再発部位 8．緩和手術の有無 9．化学療法の既往 10．放射線治療の有無
主要評価項目		多剤併用群での治療成功期間に対するハザード比（HR） （治療成功期間：増悪または理由を問わない死亡，治療中止までの期間）
副次評価項目		1．無増悪生存期間，全生存期間（死亡が確認された症例のみ） 2．有害事象の発症割合（Common Terminology Criteria for Adverse Events：CTCAE v5.0.で評価） 3．1 次治療の総サイクル数，総投与量，総投与期間 4．2 次または 3 次治療の移行割合とレジメンの種類
サブグループ解析		1．レジメンの種類ごと 2．年齢別（75〜79 歳，80 歳以上） 3．転移・再発部位ごと（肝，腹膜，リンパ節，肺，骨，そのほか）

Results

山本：現在解析中ですが，図表は **図2** のように示したいと考えております。患者フローチャート，患者背景，化学療法，１次治療のレジメン種類，治療成功期間，副作用の６段階に分けて書こうと思っていますが，森本先生はどのように書かれていますか？

図2

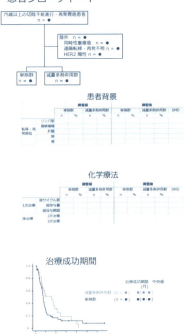
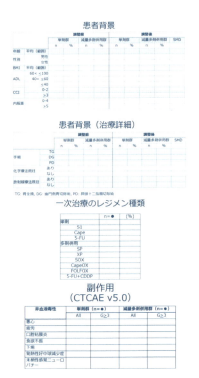

データベース研究の難しさ

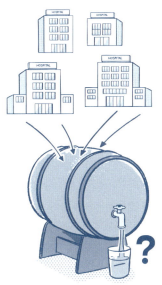

たくさん入れると…

何が出てくる？

森本：DPCデータの解析は慣れているの？ 誰かとやっているの？

山本：今回が初めてですが，指導医の先生が慣れておられます。

森本：データベース研究は薬が使われる頻度とかトレンドとかを調べるにはいいんだけど，RCTみたいに薬の効果をみるのは，やれないことはないんだけど，やっぱり慎重になるべきだと思います。DPCからデータをとるときは，後ろ向き研究みたいにカルテを前から戻ってみていくんじゃなくて，データベースに条件をつけてガツンと落としてくるわけ。**DPCのデータと，実際に自施設のデータでコホートを作成して比較した研究があるけど，RCTではまったく効果がないと言われていたものが，DPCでものすごく効果があったとなっていたり，すごく合わないということがある。**自分でデータを集めたコホート研究ではそうはならなくて，その原因を分析したら，DPCデータでは治療群からは登録されたものの

具合が悪くなって早々にドロップアウトする患者がいるけれど，非治療群は調子が良い患者がほかの施設に転院してデータから抜けていく形になっていた。治療を受ける・受けないによってsystematicに重症と軽症が一方の群から離れていくっていうトレンドがある。だからRCTでは効果がなくても，データベースを使ったら効果があるってことがありうる。DPCは簡単に大きな数万単位のデータが得られてありがたいんだけど。**図2左上**の患者フローチャートは臨床試験やコホート研究のフローチャートだね。今言ったように，DPCからデータをとった場合は，この一番上の「n＝○」に来るまでに，ものすごいジャーニーがあるんだよね。だからフローチャートはきちっと出すこと。あとは，ほかの研究との一貫性をちゃんと評価しておくこと。同じようなリサーチで効果に差がなかったのに，この研究では差が出たとなると，こっちのほうが眉唾ものだと思われるので。論文ではsystematicにデータが落ちている可能性があることは書いておく必要があるね。とても大きなファクターだから。それから血液検査の結果は入ってこないよね？

山本：入ってこないです。

森本：やっぱり血液検査のデータでリスク調整ができないからそうなるよね。腎機能が悪いのにあえて標準療法をやったりした場合とか，そういう補正が利かないこともLimitationになってくる。データベース研究は企業とかが薬のコンプライアンスを分析したりするのにはいいんだけど，コホートのように使って治療効果をみるのは慎重にすべきです。だからこのフローチャートはもっと冒頭をしっかり書き込まなきゃダメなの。

Discussion

Discussionの構成は？

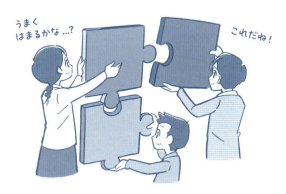

discussionはパズル！

山本：Discussionはどういう構成で書かれることが多いのですか？ 私見では6段落の構成だと考えております。
1. 研究結果の要約（主要評価項目，および関連する重要な副次評価項目，サブグループ解析の結果を2点挙げる）
2. 主要評価項目結果の議論
3. 主要評価項目の結果に関連する重要な副次評価項目・サブグループ解析結果の議論（1点目）
4. 主要評価項目の結果に関連する重要な副次評価項目・サブグループ解析結果の議論（2点目）
5. Limitation
6. 結論

森本：僕は癌の研究は普段あまりしないんだけれど，主なところは悪くないね。副次やサブグループ解析の結果を2点挙げるって，3点でも1点でもなく2点っていう根拠がよくわかんないんだけど。主要評価項目の結果を議論するのがDiscussionなので。議論はこれだと3つの観点から

かな？ 観点にはほかの研究との比較っていう観点と，病態生理っていう観点と，それから臨床でどういうふうに使われるかっていう観点から整理して書くのが僕のスタイルなのでたぶん 2〜4 になるのかな？ 6 段落で書くのは一般的です。

山本：感度解析を行った場合には，基本的に Discussion に記載したほうがよいのでしょうか。

森本：感度解析をしようとしたことはとてもよいですね。第 1 段階から除外したことには理由があるはずで，そこを議論しないのはどうかな。**感度解析の目的って，主解析と条件を変えたら結果が変わるかどうかをみるもので，基本的には主解析をサポートするものです**。主解析と条件を変えてみて結果が変わったらどうするか？ そうすると，そこが Discussion のメインになって，下手したら主解析と感度解析の違いを議論しなくてはならなくなる。その場合，Discussion の進め方がガラッと変わってくるよね。結果次第なんだけど，p 値とかはどうでもよくて，エフェクトが同じような方向であるってことがたぶん一番大事かな？

山本：Method にも感度解析をすべて記載したほうがよいのでしょうか？

森本：詳細な感度解析は Method のところには書かへんからね。ジャーナルにもよるけど，Supplement に回すことはよくやるね。だから Method では，「○○の条件で感度解析をしました」ので 1 行だけでいい。

解析手法の評価について詳細に書くべき？

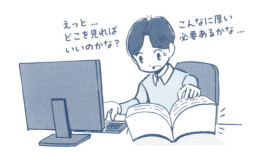

山本：傾向スコア法を用いて解析しようと思っておりますが，なぜこの方法を用いたのか記載したほうがいいでしょうか。

森本：解析の手法って山ほどあって，どの手法でやるにも理由があるわけや。なぜこれを選んだかは研究者の自主性であって，先生の好みだけど，他の人から見て自明でなければ説明は必要です。RCTではないので，因果関係の推定をするために傾向スコア（PS，Propensity Score）なり使うと思うけど，どちらかというと，そのときに使った変数をしっかり書いたほうがいいね。ただし，ジャーナルのreviewerからは当然，なぜこの手法を使ったか，ほかの手法でやったらどうなるかって聞かれるだろうし，変数はこれでいいのかって聞かれるよね？ だからMethodに明確に書いてもいいんじゃないかな？ **査読者から見てサクッと納得できれば問題ないし。いかにもコピペで，「わかってないだろお前」と思われたら攻められるし，すごく細かく突っ込まれるね。**

山本：統計解析の先生からは「統計解析の詳細をMethodに書いてほしい」と言われることが多いのですが，どうするのがいいのか決まったものがないなと思い質問しました。

森本：どこに出すかやな。治験報告書みたいに，役所に出すような行政書類であればきっちり書かないかんだろうし。クリニカルジャーナルならそんなに悩まずに，きっちり書くならきっちり書くでSupplementに回せばいいと思う。純粋な統計家の先生だとそこが仕事なわけで，解析手法だ

けで何ページも書いてくることがあるけど，Method が 2 ページ超えるようなものって読まれないことも多くて，かなりきついからね。

IPTW（Inverse Probability of Treatment Weighting）は信頼性が高い？

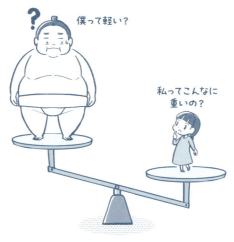

ハンデ付きの秤？

山本：「全体像をマッチングすると数が減っちゃうから，IPTW を使ったほうがいいよ」と言われますが，「IPTW を使ったことによって，交絡因子の補正や外的妥当性が担保できた」というふうに，Discussion に強みとして書くことはできるのですか？

森本：IPTW とマッチングの違いって，使われないサンプルが存在するかどうかだよね？　細かいことをいうと，狙う治療効果が違う，というのもあるけど。データが外的妥当性を担保できるようなものであれば外的妥当性があるのであって，解析手法の違いによるものではないと思うよ。どちらにしても人工的なデータであることに間違いはないので，**僕は自分たちのチームが PS を使った解析を主解析にするときは，すべてのデータを用いた解析結果もちゃんと出す**ようにしてる。そっちのほうが親

切。マッチングも IPTW も仮想的に治療効果だけを視覚的に見やすくするための artificial なコホートであり手法であって，患者の全体像の話じゃないので。

山本：たしかにそうですね。

森本：僕のハーバードの恩師は，いろいろなトリッキーな解析方法に関して「いやいや，artificial data だよね」と言ってる。DPC データも IPTW も，それに対する慎重さがあっていいと思う。IPTW の generalizability が高いかどうかはまた別の次元の話。例えば，ベースラインの患者特性は全部 IPTW で算出して，p 値を出すわけ？

山本：おっしゃる通りです。ちょっと追加での質問になってしまうんですけど，生存曲線を書くときには，僕は IPTW で重み付けした後のものを書くんだと思ってたんですが，「オリジナルのものを書いたほうがいい」と言われたんです。先生はどのようにお考えでしょうか？

森本：僕はやっぱり元のデータのほうが自然だから好きです。治療効果は adjusted であることが文脈でわかればいいので，「エフェクトサイズは IPTW のハザード比を見てください」と出せばいい話です。**やっぱりきちんと得られた全体像を出す習慣とか癖はあっていいと思うんだよ。**

山本：たしかにそうですね。ありがとうございます。

山本：もう一点いいですか？　オリジナルの生存曲線とマッチングとか重みづけとかをした生存曲線だと，比例ハザード性がしっかりそのまま保たれないケースもあるっていうふうに聞いたことがあるんです。それも含めて，やっぱりオリジナルを出したほうがいいっていうふうに言われたことがあったんです。

森本：どういう手段をもって比例性の評価をするかはあるかもしれないけど，本来は，なぜ比例ハザードモデルが臨床研究に使われるかというと，ある薬を飲んでる人が予後がよい場合，その効果はコンスタントだと考えられるし，あるリスクファクターがある人はコンスタントにそのリスクが上がるという自然現象がある。生存解析はそういうことで比例性も見られるし，adjust しても補正できると。逆に artificial なことが入ると，予後や影響は変わる。例えば，腎機能が悪い人には造影剤を使った検査をせず，逆に腎機能が良い人では検査をしてイベントを多く見つけれ

ば，腎機能が悪いことがリスクを下げるような形で因果関係が逆転したりすることがある．人間の判断が入るようなことがエンドポイントだと，比例性を満たさないことがあるし．あとはもちろん，変数によってはタイミングによって依存するようなエフェクターも起こりうる．だけど，treatment weight をかけたからといってガラッと変わるとは思いにくいよね？ 時限爆弾みたいなものではないよね？

山本：なるほど，そうですね！

畑を耕す

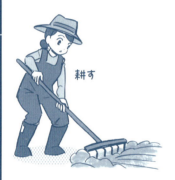
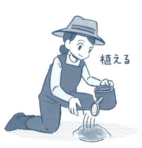
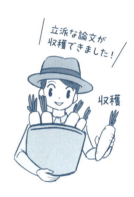

山本：先生が高齢者の薬物療法について研究するとしたら，DPC でされますか，RCT でされますか？ どんな手法が考えられますか？

森本：DPC ってデータのソースのところで，システマティックなセレクションバイアスが発生しているのが明らかなのに，それがはっきり残らないってのはすごい怖いんよ．エフェクトに関しては，やっぱり本当にこの治療法が日本でいけると言いたいんであれば，DPC とかを簡単に使うんではなくて，**小さくてもいいし，surrogate でも構わないからローカルな RCT を組んだほうがいい**．治験もそうだけど，有意差がなくても僕いいと思うんです，最近．

「外国と同じような傾向であった．どうもよさそうだ」であれば，医師

は安心して使えるじゃない。僕は DPC を国内の唯一のデータとしてある治療法を評価するっていうのは，個人的には反対です。やっぱりね，**汗かいてさ，畑耕してさ，１年後の大根の収穫を頑張らんといかんくて。**僕のところにも DPC の解析が持ち込まれてくるんだけど，やってて働いてる実感がないんだよ。そんなことない？　普段診ている患者さんで，自分のコホートだったら実感あるんだけど，データに対する肌感覚がなくて，ふわふわした感じで解析している気がして。それがね，なんかいつも不安なんよ。バーチャルのゴルフゲームやってもね，打ったパットが必ず全部入る。そんな感じなんよ。

戦略と思考法

- DPC 研究は薬の効果をみるのにはあまり向いていない。やるならば慎重に解釈すべき。
- DPC のデータを落としてきたときは，「どういう条件で落としたか」をフローチャートできちんとで示す。
- Discussion は６段階で OK。
- 解析手法は Method に必要なことはすべて書くが，自明なことは書かなくてよい。きっちり書くなら Supplement で。
- IPTW を使ったから信頼性が高くなったわけではない。オリジナルデータがしっかりしていることが大事。
- 小さくても surrogate でも，RCT で検証すべし！

さらに

感想戦

「先行研究との比較」では
何に気をつけなければならないか？

　DPCデータベースを使った研究ですね。DPCを使わないとしたらどうする
か？　というほうが得意なんだけれども，ここではそれだと中身がまったく変
わっちゃうので，別のテーマで。

　まずDiscussionの構成だけど，結果の要約→主要評価項目の議論→副次もし
くはサブグループ解析の議論2→Limitation→結論，という6パラグラフ構成はよ
いですね。その真ん中の議論ですが，本文中でもさらっと触れましたが，先行研
究との比較は大事です。治療効果であれ，要因の影響であれ，**既報は十分に検索
し，同じような結果なのか，異なる結果なのか，それは何故なのか，ということ
は十分に議論する必要があります。**

　大事なことは二つあります。関連論文の検討は過去10年以内ぐらいに留めて
おく。それ以前の論文はほかに関連論文がなければ仕方がないけれども，できる
だけ扱わない。だって，医療の進歩は早いから，10年経つと色々変わります。も
う一つは，**過去の研究に何らかの欠点（対象患者，症例数，観察期間，アウトカム
評価など）があっても，決して貶すような書き方をせず，尊重した書き方をする**こ
と。だって，あとから研究するほうが，過去の研究を参考にできるから有利なの
は当然です。今回の論文を査読するのは，この領域の先輩であり，その過去の論
文の著者である可能性は高いはずです。言わんとすることはわかるでしょう。

　あとは，**病態生理は必ず考えましょう。**基礎研究でもいいし，行動科学研究で
もいい。臨床研究は，集団を対象として疫学や統計学を使って関連性を評価しま
すが，why，何故ということはなにも言えません。RCTといった介入研究は因果
が証明できるといわれていますが，薬を投与すれば，薬を投与しないときよりも
アウトカムが異なることから，薬がアウトカムに影響を与えているだろう，とい
うことに過ぎません。

　どういう病態生理や経路を通じてアウトカムに影響を与えるのか，頑張って過
去の文献を調べて，論理を展開しましょう。僕は臨床疫学者ですけど，学生時代
に基礎医学の論文を書きました。基礎医学の緻密な論理展開は今でも役に立って
いますし，楽しいですよ。p値が低いから関連がある！　という臨床研究は止め
ましょう。

column 6 論文で「パンデミックの影響」は どう扱う？ どう書く？

　「新型コロナウイルスによるパンデミックの影響はエラーに入れるんですか？」って？　いや，パンデミックはエラーにはならないよね。

　いろんな研究にパンデミックの影響が入ってしまっているから，新型コロナウイルス感染症が医療現場にどういう影響を及ぼしたか，データや結果だけじゃなくて，普段の診療がどうなったのかを十分に考えて把握をして，それに対してつぎはぎをする。それか，ごそっとパンデミック期のデータを落とすかどっちかやね。ごそっと落とせば気楽だけど，もちろん n はガクッと減るし，データがパンデミックの前と後で分断されたものになってしまう。こういうふうに口で言うのは簡単だけど，研究によって個別の対応が必要になってくるよね。

　僕がセミナーで「普段どんな診療をしてるのか」を聞くのはそういうわけです。診療をどうやっているかで，データに及ぼした影響も変わるし，論文に対してできる対応も変わってくる。論文を書く段階であれば，パンデミックの影響がどう未来の患者さんに影響するかを考えたうえでストーリーを作る。

　パンデミックの影響を無視することってなかなかしづらいよね。日本全国・世界各国に影響しちゃっているから。パンデミックの影響を記載さえすればマイナスになることはない。きちんと結果解析にどういう影響を与えたかを書いて，必要であれば if 前提（➡ p.167）の解析をしたりする。

　Discussion に使うかは別の次元の話です。**データには入れるけれども，Discussion には入れない**。それが論文の主たる着眼点でなかったら，僕は多分スルーするかな。Limitation として「この研究は新型コロナウイルス感染症の影響で if 前提の追加の解析をした」と 1 行入れるかもしれないけど，深掘りはしないね。

　論文を読んでくれる人がパンデミックの影響は入してないと感じられればいいし，査読者が気になるなら対応すればいいし，**後で対応できるものはあえて残すことはあるよね**。データをとってくる前の段階のことは後から直しようがないからやっておかないといけないけど，**論文全体の構成としてのつじつまとか，ストーリーができてるほうが大事やからね**。

後ろ向き観察研究

2 多施設共同コホート研究から新しい予後予測モデルを作りたい

Stage IV大腸癌患者における
遠隔臓器転移様式による
全生存期間予測モデルの開発：
地域基盤型多施設共同コホート研究

河村英恭

相談事項

- 外的妥当性を検証できていない。
- 測定バイアスの問題がある。施設間，日本と海外ではツールや転移の定義が異なる。

Introduction

河村：大腸癌は悪性疾患のうち日本で1番多く，世界でも3番目に多い疾患です。Stage IVは肝臓や肺などの遠隔臓器に転移してる状態で，大腸癌全体の約20%を占めます。Stage IVの予後は極端に悪く，手術や抗癌剤，放射線を含めたいろいろな治療をして，なんとかこの成績が出ているような状況です（**図1**）。したがって臨床医は，予後を予測しながら，検査・治療の計画を組み立てる必要があります。

大腸癌の進行度分類として，代表的なものがTNM分類です。Stage IVについては，転移臓器が1個/2個以上，腹膜播種の有/無の2つのカテゴリーで区分します。しかし日本の研究では，この2つのカテゴリーではそんなに差が出ないのではないかといわれています（**図2**）。

図1

StageIV大腸癌（診断時に遠隔臓器転移あり）の予後
・大腸癌全体の 20%
・予後不良（5 年生存割合：約 15%）
・複数の治療の組み合わせ（手術，全身化学療法，放射線）
臨床医は予後予測し，検査・治療計画を組み立てる必要がある。

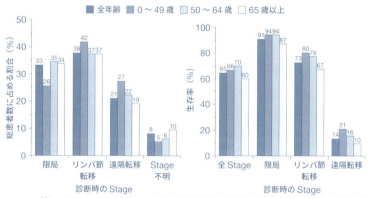

（Siegel RL, et al. CA Cancer J Clin 2023；73：233-54. PMID：36856579 より作成）

図2

予後因子：患者因子，腫瘍学的因子
遠隔臓器転移様式：
・TNM 分類 8 版（TNM 8th），日本大腸癌取り扱い規約 9 版（JPC 9th）
・予後因子：転移臓器個数（1 個 or 2 個以上），腹膜播種（あり or なし）

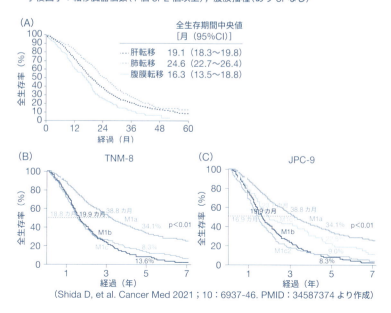

（Shida D, et al. Cancer Med 2021；10：6937-46. PMID：34587374 より作成）

河村：腹膜播種があっても，他臓器に転移がなければ比較的予後がいい，腹膜播種があってかつほかの転移もあると予後が悪いといった区分がなされるようになっています。転移も個数だけではなく，転移している臓器の重症度，例えば肝転移が1個なのかそれとも50個なのか，肺転移が両肺なのか片肺なのか，といった転移臓器の重症度によって，臨床家の誰もが予後が違うことはわかっていますが，この区分には含まれていないんですね。こういったことを含めて，Stage IV大腸癌患者における遠隔臓器転移様式による予後予測モデルを開発しました。遠隔臓器転移様式に関しては，『大腸癌取扱い規約第8版』を用いました。そのモデルを既存のTNM分類や『大腸癌取扱い規約』の分類と比較して，予後予測モデルの精度を検証しています。

Stage IVの大腸癌は肝臓や肺の遠隔臓器転移により死亡するのが一般的です。それに加えて，大腸癌の原発巣から出血したり便が詰まったりして食べられないような状況が起こった場合はどうするか，治療方針決定が難しいです。このような治療方針の選択に，予後予測モデルが寄与するのではと考えております。

Materials and Methods

河村：福島県がん診療連携拠点病院の9施設が参加した多施設共同コホート研究です。僕が福島に赴任した2017年に作りました。院内がん登録をベースに患者をインクルージョンして，足りないデータはカルテをレビューして追加で集め，2008〜2015年までのStage IVの大腸癌を組み入れました。組み入れ基準は，院内がん登録に登録された大腸腺癌，かつ術前・術中に遠隔転移巣あり（Stage IV）です。治療内容不明，遠隔転移様式不明は除外しました。

モデルに使用した変数は5つで，肝転移，肺転移，腹膜播種，遠隔リンパ節転移，そのほか臓器の転移です。肝転移に関してはさらにH1，H2，H3と個数と大きさで分類しています。肺転移に関しても，個数と両肺/片肺で分類しています。

主要アウトカムは全生存期間，イベントはあらゆる理由の死亡としてお

ります。基準日は大腸癌と診断された日，最終観察日は2017年12月31日，基準日から3年を観察終了日として解析しました。

統計解析は，Cox比例ハザードモデルを用いて予後予測モデルのスコアを算出し，整数スコアで表示しました。モデルの性能はカプランマイヤー曲線で視覚的に比較検討しました。統計学的にはAkaike information criterionで適合度を比較して，判別はHarrel's C-indexでみております。較正はCalibration plotによる視覚的評価を行い，内的妥当性はBootstrap法で行いました。有意水準は両側5%としました。

森本：2008〜2015年のデータをちゃんと集めたというのはすごい！　外科医の先生が日々のデータをコツコツ数年集めて記録をして，普段のpracticeを論文化していくってことは，とてもいいことだと思います。

Results

河村：Stage IV大腸癌は1,262例のうち，治療詳細が不明な27例，遠隔転移様式不明な5例の計32例を除外した，1,230例が対象症例でした（**図3**）。患者背景は**表1**の通りで，予後予測研究なので特に群間比較はしていませんが，一般的な大腸癌の背景を示しています。肝転移が最も多くて約70%，肺転移と腹膜播種は約30%，領域リンパ節転移は約25%，卵巣や骨など，そのほかの臓器への転移は約8%でした。治療内容はあらゆるものを含んでいて，無治療の患者が約2割です。

図3

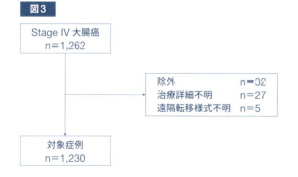

表1

患者背景（n＝1,230，単位「n(%)」）

年齢	平均69歳(60〜77歳)		肝転移	H0	378(31%)
性別	男性	754(61%)		H1	317(26%)
	女性	476(39%)		H2	277(23%)
Charlson comorbidity index	0	654(53%)		H3	258(21%)
	1,2	454(37%)	肺転移	PUL0	898(73%)
	≧3	122(10%)		PUL1	102(8%)
Barthel index	100	802(75%)		PUL2	230(19%)
	95〜60	115(11%)	腹膜播種	なし	870(71%)
	55〜0	147(14%)		あり	360(29%)
	不明	166(13%)	領域外リンパ節転移	なし	925(75%)
診断年	2008〜2009	286(23%)		あり	305(25%)
	2010〜2012	462(38%)	そのほか臓器転移	なし	1,132(92%)
	2013〜2015	482(39%)		あり	98(8%)
占拠部位	右側結腸	434(36%)	転移臓器個数	1	736(60%)
	左側結腸	491(41%)		2	322(26%)
	直腸	282(23%)		3	124(10%)
	不明	23(2%)		4	39(3%)
原発巣による症状	なし	468(38%)		5	8(1%)
	あり	762(62%)		6	1(0.1%)
分化度	高分化〜中分化	1,027(90%)	原発巣に対する手術	なし	222(18%)
	低分化	119(10%)		姑息的手術	166(14%)
	不明	84(7%)		原発巣切除	842(68%)
T因子	T1/2/3	413(34%)	遠隔転移臓器に対する治療	無治療	301(24%)
	T4	817(66%)		遠隔臓器切除	218(18%)
領域リンパ節転移	なし	191(16%)		全身化学療法	711(58%)
	あり	1,039(84%)			

Cox比例ハザードモデルを使って解析したところ，肝転移が重症であればあるほど，肺転移も重症であればあるほど，腹膜播種がないよりもあったほうが予後が悪く，既存の報告と似たような結果でした（**表2**）。転移様式が予後にどれほど影響を与えているか，β係数をみたところ，**表3左列**のような結果でした。このβ係数を0.3で割って四捨五入すると，**表3右列**のようなスコアができました。

表2

Cox 比例ハザードモデル

		単変量解析			多変量解析		
		ハザード比	（95%CI）	p	ハザード比	（95%CI）	p
肝転移	H0		(reference)			(reference)	
	H1	0.73	（0.60〜0.90）	0.002	0.96	（0.78〜1.18）	0.68
	H2	1.46	（1.21〜1.77）	<0.001	1.82	（1.49〜2.22）	<0.001
	H3	2.00	（1.66〜2.42）	<0.001	2.53	（2.08〜3.09）	<0.001
肺転移	PUL0		(reference)			(reference)	
	PUL1	0.87	（0.67〜1.14）	0.33	1.00	（0.76〜1.32）	0.99
	PUL2	1.42	（1.19〜1.68）	<0.001	1.35	（1.13〜1.60）	0.001
腹膜播種	なし		(reference)			(reference)	
	あり	1.50	（1.30〜1.74）	<0.001	1.78	（1.52〜2.09）	<0.001
遠隔リンパ節転移	なし		(reference)			(reference)	
	あり	1.43	（1.23〜1.67）	<0.001	1.39	（1.18〜1.62）	<0.001
そのほか臓器転移	なし		(reference)			(reference)	
	あり	1.71	（1.35〜2.17）	<0.001	1.57	（1.23〜2.00）	<0.001

表3

予測モデル作成（スコア1）

		β係数	スコア1
肝転移	H0	0（reference）	0
	H1	−0.0447489	0
	H2	0.59768	2
	H3	0.9292639	3
肺転移	PUL0	(reference)	0
	PUL1	0.0026185	0
	PUL2	0.2988672	1
腹膜播種	なし	(reference)	0
	あり	0.5766426	2
遠隔リンパ節転移	なし	(reference)	0
	あり	0.3257313	1
そのほか臓器転移	なし	(reference)	0
	あり	0.4515447	2

このスコアから作成したカプランマイヤーです（**図4**）。スコアが大きくなればなるほど予後が悪いのですが，数が少ないので，クロスするような形になってしまってます。

見やすくするために，10カテゴリを5カテゴリずつ2区分に分けてみると，かなりきれいに書けました（**図5**）。

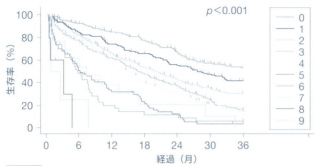

図4
カプランマイヤー曲線（スコア1）

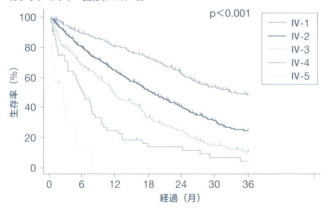

図5
カプランマイヤー曲線（スコア2）

このスコアの性能を統計的にみてみると，新しいもののほうが性能がいいという結果でした（**表4**）。

モデルの較正です。スコア1もスコア2も，斜めの点線に予測されるデータアウトカムがしっかり乗っていて，視覚的に問題のないことが示されています（**図6**）。

内的妥当性に関してもBootstrap法でスコアを作ってみたところ同じように算出され，Bootstrap法でC-indexを求めても同じような結果になりました（**表5**）。

表4

モデルの性能比較

スコア	AIC	BIC	C-index（95%CI）
スコア1	10299.948	10305.06	0.64（0.62〜0.66）
スコア2	10322.81	10327.922	0.63（0.61〜0.64）
TNM 8th	10442.181	10447.293	0.58（0.56〜0.60）
JPC 9th	10433.652	10438.764	0.59（0.57〜0.61）

図6

モデルの較正

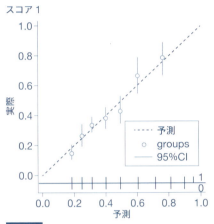
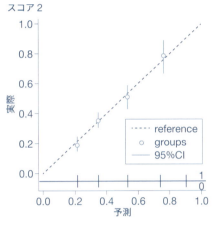

表5

内的妥当性検証（スコア1）

		β係数	スコア1
肝転移	H0	0（reference）	0
	H1	−0.0447489	0
	H2	0.59768	2
	H3	0.9292639	3
肺転移	PUL0	（reference）	0
	PUL1	0.0026185	0
	PUL2	0.2988672	1
腹膜播種	なし	（reference）	0
	あり	0.5766426	2
遠隔リンパ節転移	なし	（reference）	0
	あり	0.3257313	1
そのほか臓器転移	なし	（reference）	0
	あり	0.4515447	2

内的妥当性検証（判別）

スコア	C-index（95%CI）
スコア1	0.64（0.62〜0.65）
スコア2	0.63（0.61〜0.64）

さらに，遠隔早期の転移様式によるスコア化と，それ以外の年齢，性別，併存疾患などを，Cox比例ハザードモデルに入れて多変量解析しました。こちらのモデルでもスコアのハザード比が1.37，95%CI（信頼区間）が1.32〜1.43と独立した予後予測因子となっておりました（**表6**）。肝転移と肺転移の重症度，腹膜播種以外の転移様式を含めて開発した予後予測モデルは，既存のモデルより精度が高いという結果でした（**表7**）。

表6

Cox比例ハザードモデル

		単変量解析			多変量解析		
		ハザード比	(95%CI)	p	ハザード比	(95%CI)	p
スコア1		1.35	(1.29〜1.40)	<0.001	1.37	(1.32〜1.43)	<0.001
年齢（歳）	<70		(reference)			(reference)	
	70〜<80	1.29	(1.10〜1.51)	0.002	1.47	(1.24〜1.73)	<0.001
	≧80	2.19	(1.82〜2.64)	<0.001	2.35	(1.92〜2.89)	<0.001
性別	男性		(reference)			(reference)	
	女性	1.15	(1.00〜1.33)	0.054	0.98	(0.85〜1.14)	0.80
Charlson comorbidity index	0		(reference)			(reference)	
	0,1	1.08	(0.93〜1.25)	0.31	1.03	(0.89〜1.20)	0.69
	≧2	1.30	(1.02〜1.65)	0.032	1.04	(0.81〜1.34)	0.75
Barthel index	100		(reference)			(reference)	
	95〜60	1.21	(0.95〜1.54)	0.13	1.03	(0.81〜1.30)	0.83
	55〜0	2.02	(1.64〜2.48)	<0.001	1.69	(1.36〜2.10)	<0.001
診断年	2008〜2009		(reference)			(reference)	
	2010〜2012	1.10	(0.91〜1.32)	0.32	1.06	(0.88〜1.27)	0.55
	2013〜2015	1.02	(0.85〜1.22)	0.86	0.96	(0.79〜1.16)	0.66
占拠部位	近位大腸		(reference)			(reference)	
	遠位大腸	0.79	(0.68〜0.93)	0.004	0.82	(0.69〜0.97)	0.022
	直腸	0.77	(0.64〜0.93)	0.007	0.95	(0.77〜1.16)	0.59
原発巣による症状	なし		(reference)			(reference)	
	あり	1.19	(1.03〜1.38)	0.016	1.06	(0.91〜1.24)	0.43
分化度	高分化〜中分化		(reference)			(reference)	
	低分化	1.81	(1.46〜2.24)	<0.001	1.50	(1.19〜1.89)	0.001
T因子	T1/2/3		(reference)			(reference)	
	T4	1.50	(1.29〜1.75)	<0.001	1.31	(1.11〜1.54)	0.001
領域リンパ節転移	なし		(reference)			(reference)	
	あり	1.26	(1.03〜1.54)	0.023	1.06	(0.87〜1.31)	0.55

表 7

結果のまとめ

肝転移と肺転移の重症度，腹膜播種以外の転移様式を含めた予後予測モデルを開発した。
開発したモデルは既存のモデルより精度がよかった。

		スコア1
肝転移	H0	0
	H1	0
	H2	2
	H3	3
肺転移	PUL0	0
	PUL1	0
	PUL2	1
腹膜播種	なし	0
	あり	2
遠隔リンパ節転移	なし	0
	あり	1
そのほか臓器転移	なし	0
	あり	2

スコア1	スコア2
0,1	Stage IV-1
2,3	Stage IV-2
4,5	Stage IV-3
6,7	Stage IV-4
8,9	Stage IV-5

遠隔転移臓器の転移様式のみの予後予測モデルは画像検査だけで行えるため，比較的使いやすいモデルだと思います。また，治療前の情報を基に作っているため，治療戦略を立てるための有用なツールになると考えております。既存の予後判別指標にそのほかの転移様式を含めることによって予測精度を高めることができたというのが本研究の強みです。

Limitation

別論文にするには？

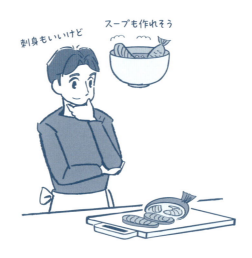

河村：外的妥当性の検証ができていないという問題があります。現在バージョン2のコホートを作成中で，それで外的妥当性を検証し，別論文として作っていきたいと考えています。肝転移とか肺転移の重症度を『大腸癌取扱い規約』に基づいて区分したというのが研究の強みなんですけども，『大腸癌取扱い規約』の区分自体，根拠が薄いといわれています。転移の区分に関しては，2008年にこの多施設コホート研究を基に肝転移の重症度を分けていますが，肺転移に関しては区分の根拠がまったくないというところです。このデータベースを使っても差があるということをいえると思うんですけど，別論文にすべきかというところをちょっとお聞きしたいです。

森本：非常によく完成されている研究で，内的妥当性のところまで考えているのもすばらしい！　肝転移は今回1，2，3で分けただけやけど，もっと細かい分類ができるかもしれないし，部位の問題であるとか，数の問題であるとか，今回のこの約1,200例のデータベースでできるんであれ

ば，別の論文で出してもいいと思うよ．今回の論文はスコア化をするためにシンプルに分類して，過去のペーパーに近い形にしていると思うから，バッティングしないと思います．解析し直しても結果は矛盾しないよね？

河村：たぶん大丈夫ですが，こういう区分でデータベースに落とし込んでしまったので，もう一回見直さないとダメなので，戻るのは難しいです．

森本：そうか．じゃあ，今ある分類以上の情報はないわけだ．

海外の基準に合わせる？

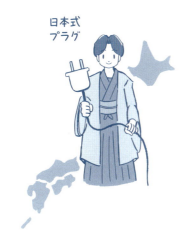
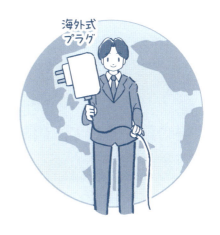

河村：測定バイアスの問題もあります．例えばPET-CTやMRIなどのほかのツールを使って診断した施設や症例の場合，遠隔転移時のデータに差が出る可能性があります．また，腹膜播種や遠隔転移リンパ節の重症度がわからないことは，今後の研究の課題だと思います．領域リンパ節の定義は日本と海外で異なり，日本のほうが遠隔リンパ節転移の診断が厳しめなので，そこが研究の限界点として挙げられます．

森本：リンパ節の定義はその気になったら海外に合わせられるでしょ？　でも合わせなかった理由があるでしょ？

河村：そうですね．

森本：海外より日本のほうがいいと思ってるでしょ？　じゃあ Limitation ではないやろ？　リンパ節の扱いをどうするかの議論だけど，要するに日本のほうが予後予測としていいのか，どっちなの？

河村：やっぱり日本のほうがいいかなと思ったんですけど，実は海外と日本の基準がそんなに違うとは知らないまま集めたんです。

森本：解析の際に変更するのでかまわんちゃうの？　できないの？

河村：いや，できないですね。

森本：両方の基準で集められへんの？

河村：新しいほうではできます。

森本：やったら面白いね。違うかどうかって面白いわ。研究してこういうことに気付くと，また次のリサーチになってさ。もしこういうのが日本で誰も言ってなかったら，日本のほうがいい！　みたいな，自慢できるやん。負けた！　となるかもしれんけど，それはそれで面白いし。**クリニカルに考えて研究するのがやっぱり面白いのは，こういう新しい気付きが結構あることだよね。**

変数の数が多いと，内的妥当性は上がり，外的妥当性は下がる

河村：スコアに関しては，最初に作ったモデルは 10 区分にしたのですが，5 区分のほうがカプランマイヤーなどが見やすくていいなと思いました（**図3**）。どちらで出すのがよいのでしょうか？

森本：先生のところはデータがきちっとしてるね。今ザーッと 1 桁目の数字の足し算を計算してみたんだけどきっちり数が全部合うね。データを間違うことは結構あるからね。変数はこっちは 10 で，こっちは 5 にしてるね。少し話はずれるけど，変数の数が少ないほうが外的妥当性は担保されやすいの。このことは統計学的にはもうわかってることで，Number of variables（変数の数）を横軸にして Prediction Ability（予測能）を縦軸にすると，内的妥当性は完璧に右肩上がりになります。変数の数が増えれば増えるほど，モデルを使ったデータ内では predictability（予測能）が上

がるんです。僕がやったら C-index＝1 ができます。どうやったらいい
と思う？　簡単やん。**患者の ID を入れたらいい**。100％予測できるよ。
問題は外的妥当性でこちらは右肩下がりになってしまう。これはとても
大事なことで，予測能を評価するときには外的妥当性が重要。今回の
ペーパーは Bootstrap で繰り返しデータを解析してるんです。これは内
的妥当性のことをやってるんだね？

河村：はい。

森本：やってることは完璧だよ，たぶん。スコア 2 で先生もやるでしょ？
TNM 分類や大腸癌取扱い規約は世界でもう何度もやられているのはこ
の辺（**図7 破線赤丸**）で，C-index＝0.6 弱ぐらいのところにいるわけよ。
スコア 1 の 0.64，スコア 2 の 0.63 は良い解析をして，問題ないと思っ
ています。先生が将来このスコアを広げるには絶対に外的妥当性が要る
わけ。スコア 1 のときのほうが predictability は高いけど，スコア 2 が少
し低いのはさっき説明したように変数が見かけ上，少なくなっているか
ら。実際に使っている変数は同じなんだけど，スコア 1 のほうが見かけ
上の変数が多いからね。

変数が多いのは今はアプリ化できるから問題ないと思うんだよね。今ほ
どスマホとかが普及していなかった時代だったら，医者がパッとカルテ
見て「この人ステージなんぼで」とか簡単に使えるようにシンプル化す
る必要があったわけよ。**でも今はアプリを使ったらいけるので，変数が
10 でもいけるはずなんや。**

　Overloading にはなってないはずだから，ぜひどちらにするかっていう
うのは，外的妥当性を検証して，どこの位置にこのスコアの位置がくる
のか，Akaike information criterion でもいいし，Bayesian Information
Criterion でもいいし，Harrel's C-index でもいいし，そのあたりでみて
大きく落ちないところで，variable が多いものを選んだらいいね。

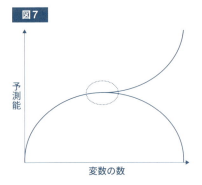

図7

スコアはアプリ化する時代

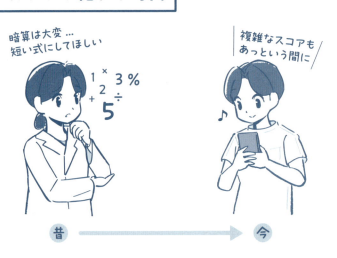

森本：僕の研究チームは脳卒中の可能性がある患者を病院搬送前に診断できる「JUST Score」を開発していて，それが世界中で使われているんだよ。21項目の問診項目があって，それを全部聞いていくのが大変だっていうから，7個に減らしたんよ。7個にするときどうしたかっていうと，β係数を整数化せずに少数のままそのままもってくる。そのβ係数を覚えられへんからアプリ化するしかないというのが今，僕らが脳卒中でやってることで，なかなか面白いと思う。先生もこの路線でいけるはずや。

河村：URLからアプリに飛ぶようなところまで掲載している論文もありますが，そこまでやったほうがいいですか？

森本：医療機器としての承認との関連があるから「これは計算です」とか「これは個人の感想です」とかいったコメントは付けとかないといかんけど，やってみるのはいいと思いますけどね。先生の今度やってるスコアは「Fukushima Score」って名前付ける？

河村：ネーミングは悩み中です。

森本：「JUST Score」は僕が名前を考えたんだけど，"Japan Urgent Stroke Triage Score"。一応ストーリーがあるでしょ。先生のスコアも解析はちゃんとしていると思います（**図4，図6**）。聞いててナチュラルだと思った。Variable の数に基づいて判別度が変わっていきますが，全然ペーパーで問題はないと思っています。**図4** はいわゆるキャリブレーションで，external validation で変わることが結構ある。特に発生頻度がガラッと変わるんや。これはポテンシャルで，当然なの。internal validation やから。要は予測式を作ったデータをもってきて，予測式の正答率を評価したら，それって合うわな？

河村：そうですね。

森本：重要なのは validation data をどうするかやね。Boostrap 法も internal data なので，キャリブレーションができて当然です。できる範囲で validation を試みていますので，これはこれでペーパーとしていいと思います。ハザードモデルっているかな（**図6**）？

河村：いらないと思います。

森本：僕もそう思う。このスコアだけでほぼほぼ予測可能であれば，この**表7**はなくてもいいと個人的には思います。これやりよったら，またどんどん変数が増えていくからね。今のスコアのカプランマイヤーぐらいでよくて，あとは化学療法の有無でどういうふうになるかっていうのがあると個人的に面白いなと思う。それが1本のペーパーとして考えるならオモロいかなと思って。

河村：そうすると10区分と5区分のどちらで出すのがよいのでしょうか？

森本：この1本の論文でやな？　それは両方出すべきや。だってこれがこれからどうなるかわからへんもん。だから「最後のパラグラフは extra validation をして，スコア1にするか2にするかは今後の validation の結果による」と書くしかないね。

117

いいカプランマイヤー，悪いカプランマイヤー

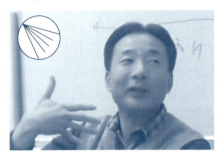 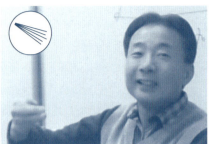

森本：図5のカプランマイヤーの5群のなかでも，3年生存率で5割ぐらいの人がいるわけ。やっぱりこのあたりは僕，使えそうだと思うんですよ。ここからさらに，化学療法をする人とか無治療の人とか，細かい解析ができる。1,000例規模のデータを集めたことがすごいから，いろいろなことわかると思うよ。このスケールを基にした臨床試験もできるだろうし。同じStage IVでも，こんなに5群の幅がある。プラクティスがガラッと変わると思うし，ぜひ続けてください。
　繰り返すけど，これだけのコホート集めたことが偉い。何よりもそこや。

河村：ありがとうございます。めっちゃ大変でした。

森本：大変な作業をやればいい作物が実る！　うん！

戦略と思考法

- 変数が増えれば，内的妥当性は上がり，外的妥当性は下がる。予測能を評価するときには外的妥当性が重要。
- 今はアプリがあるので変数が増えてもスコアの使用に支障はない。
- 日本・海外で定義が違うなら，どちらが優れているか研究するのも面白い。
- この規模のデータを集めたことが本当にすごい！　いろいろな角度からの解析を考えよう。

さらに
感想戦

きちんとしたデザインで
1,000例集めて，いいジャーナルを目指す！

　よくできている研究で，僕からのアドバイスもいらんでしょう。着眼点が素晴らしい。癌治療が最近めざましく進歩しており，Stage IVでもまだ治療法がある時代です。予後予測は患者さんにとってはもちろん厳しいお話とはなりますが，それでも人生の見通しが立つことは日常診療でとても有益です。

　データも福島の9医療機関が協力して，1,000例を超える症例数を集めました。僕はいつも言っていますが，**前向きでも後ろ向きでも，きちんとしたデザインで1,000例集められれば，臨床のいろいろなことがかなりわかり，いいジャーナルが目指せます。**

　予後予測式の作り方ですが，本当にいろいろな選択肢（対象患者，変数，予測するアウトカム，期間，統計モデル）があり，すべて研究者の裁量です。たまに，他人が開発した予後予測モデルについて，対象者が違うとか，別の変数やモデルがいいとか，ケチを付ける"専門家"がいますけど，基本的に研究者の裁量というか，何をしたいかです。

　本研究は，日本の診療環境でのStage IVの大腸癌患者で，画像検査で評価した肝・肺・腹膜・リンパ節・そのほかの臓器の転移様式でモデルを作成しています。研究では「評価不能」の患者さんは除外されており，そのような患者さんではこのモデルは使えません。

　「評価不能」な患者さんって多分予後が悪いはずで，そのような患者さんも含めて**「評価不能」であることも変数に使えますし，話に出てきた摂食状況といったPerformance Statusも変数に入れてモデルを作成することもできます。**一方で，この研究は，「評価不能」は状況やタイミングによって「評価不能」でなくなるかもしれないし，摂食状況も時間で変わるかもしれないという立場です。そういう意味で，ある時点での画像検査の結果はとても信頼性が高いですね。

　この研究チームは，新しいコホートを構築し，その新しいコホートで外的妥当性を評価しようとしています。素晴らしいですね。ただ，同じ医療機関で集めたデータであれば，変数として収集されるデータも，収集されない診療の実際も，同じような傾向になるのは当然です。予測能が高いことは当然"予測"されますので，論文の査読で指摘されるかも知れません。ぜひ，**鹿児島や山口（薩長同盟）のコホートで，会津からの予後予測式の外的妥当性を検証して欲しい**ですね。

後ろ向き観察研究

3 レセプトデータを用いた観察研究で入院を減らしたい
日本の大都市圏の急性期病院における Ambulatory Care Sensitive Conditions の入院率とその特性

藤田　聡, 安本有佑

相談事項

- ACSC と入院に関連する要素を抽出して, その要素に介入したい.
- コロナの影響をどう考えたら良いか.
- 総合診療科ができる前後, また小児科ができる前後での影響もみたい.

Introduction

藤田：卒後 4 年目で, 日本語でも英語でもペーパーを書いたことがありません. かなり至らぬプレゼンかもしれませんが, ご指導のほどよろしくお願いいたします.

　Ambulatory Care Sensitive Conditions (ACSC) とは,「プライマリ・ケアの適切な介入により重症化による入院を予防できる可能性のある疾患 (群)」です (**表1**). ACSC による入院の割合は, プライマリ・ケアの効果を測る指標の一つとして, イギリスやオーストラリアのいくつかの州で使用されています. 欧米では ACSC に対する介入が, 入院や救急外来受診を抑制し, 医療費削減につながると分析や研究が進められていますが, 国際的にも日本国内にも, ACSC の統一された定義はありません. 米国国立科学アカデミーが定義するプライマリ・ケアの重要な概念に ACCCA があり, 近接性 (Accessibility), 包括性 (Comprehensiveness), 協調性 (Coordination), 継続性 (Continuity), 責任性 (Accountability) の 5 つの要素があります. そのうち, 継続性 (Continuity) が高い

ほど，ACSC での入院が減ることが知られています。近接性（Accessibility）も間接的にアウトカムに影響を与え，イギリスでは人口あたりのプライマリ・ケア医が多い地域は，ACSC による入院率が低いことが報告されています。また，日本においても，居住地域とかかりつけ医の距離が近いほど入院率が低いという報告があります。ACSC に関する研究は多くなく，国内からの報告は 10 本ほどで，いずれも観察研究のレベルです。当院（板橋中央総合病院）は 596 床の臨床研修病院です。入院患者の多くは高齢者で，当総合診療科はその 15〜20％の病床を担当しており，ACSC による入院患者も多く診ています。実臨床のなかで，ACSC による入院と関連する要素が抽出でき，その要素に介入を行うことで，ACSC による入院や再入院を減らすことができるのではと考えました。

表1

ACSC は下記のカテゴリーに分けて考えられる。①急性 ACSC（acute ACSC），②慢性 ACSC（chronic ACSC），③ワクチンで予防可能な ACSC（vaccine preventable ACSC）。

acute ACSC	chronic ACSC	vaccine preventable ACSC
蜂窩織炎	狭心症	インフルエンザ
脱水	喘息	肺炎
歯科関連状態	慢性閉塞性肺疾患	結核
耳鼻咽喉科感染	うっ血性心不全	そのほかワクチンにより予防可能な疾患
壊疽	痙攣，てんかん	
胃腸炎	糖尿病合併症	
栄養不良	高血圧	
骨髄内炎症性疾患	鉄欠乏性貧血	
穿孔性・出血性潰瘍		
尿路感染症		

（Bardsley M, et al. BMJ Open 2013；3：e002007. PMID：23288268 より作成）

Materials and Methods

藤田：研究デザインは後ろ向き観察研究です。まずは，レセプトデータを用いた観察研究として，当院における ACSC に含まれる全疾患，および疾患ごとの入院率を算出し，海外や国内の先行研究との比較をします。国内からの ACSC の疫学データ自体が少ないため，国内の一急性期病院におけるデータを出すという目的もあります。

さらに，カルテレビューによる観察研究として，当院における傾向を把握し，その要因や特性を解析，抽出いたします。明確に有意差のある要

因がみつかれば，それに対する介入を行うことにより入院率が下げられるのか，介入研究をしたいと考えております。

2019年4月〜2023年3月までの当院の入院患者について，まずは入院の契機となった傷病名を抽出します。入院の契機となった傷病名が登録されていない場合は，主傷病名，もしくは最も医療資源を投入した疾患を使用します。転院を含む連続した入院は1回の継続入院とみなし，研究期間中に複数回入院した場合は，個別の入院としてカウントします。また同じ入院日に異なる病院での入院請求データがあった場合は，入院日の誤登録が原因と考え，情報は除外します。

Primary outcomeとして，全入院に占めるACSC（**表1**）の割合，全入院に占めるACSCの年度ごとの入院割合，そして各疾患，ACSCに含まれる疾患の入院の割合，さらにSecondary outcomeとして，年齢別（0〜19歳，20〜69歳，70歳以上）のACSCの入院患者の割合を算出します。測定項目は，年齢，性別，入院の契機となった傷病名と転帰で，入院の契機となった傷病名がACSCである患者さんの年齢，性別，転機に関して，要約統計量を算出し，χ^2検定を行います。Primary outcome，Secondary outcomeについても，同様にχ^2検定を行います。p値は両側0.05未満で有意といたします。まだ研究を開始しておりませんため，プレゼンテーションはここまでです。

分母と分子を明確に

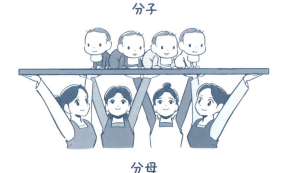

森本：入院率というのは，分母と分子は何なの？

藤田：分子が ACSC の入院患者で，分母は ACSC 患者全員……。

森本：ハザード比とかオッズ比とか，それから発生率とか，そういう統計学的，疫学的用語をどう使うかっていうのをちょっと整理したらいいかな。僕の考えでいくと，例えば疾患 X の入院率は，分母は疾患 X の人，分子は疾患 X で入院した人になるね。これを incidence にすると，Incidence は時間の概念を含めた因子なので，件/人・年とかになる。とても良い研究テーマだと思うけど，このデータベースは分子の「疾患 X で入院した人」はもってるけど，分母の「疾患 X の人」はもってないんちゃうの？入院した患者さんのデータだけで勝負してるんだから。コホート研究であれば，各病院の蜂窩織炎とか鬱血性心不全とかいった病名を抽出して，1 年間の延べ患者さんがいて，そのなかから入院した人が何%っていうデータが出る。その入院率がどんな因子で変わるのかという解析であれば，ACSC の入院率が計算ができるんだけど，**今回の研究が入院のデータだけなら，入院率を評価する研究ではなくなります**。先生がこれを解析するとしたら，ペーパーの方向性は「当院における ACSC による入院の実態」になると思うね。「同じ入院日に異なる病院での入院の請求があった場合は，入院日の誤登録が原因と考え，情報は除外します。」って，自施設のデータなんだから，病院コードは 1 個なんちゃうの？

藤田：先行研究でこのように記載されていたので，同様に記載しました。

森本：それはどっかからのコピーやな。多施設共同研究の DPC レセプトデータだと，「医療費はこの日にしたほうがコストがとれる」とかいう理由でいじった可能性があるので，誤登録を除外って結構発生するんだけど，自施設のデータだけなら誤登録かどうかってわかるんちゃうの？　だからこれは除外しなくていいんじゃないかな。ACSC の入院割合を出すなら，2019～2023 年の 4 年間のデータから，ACSC の入院割合が 1 年ごとにどう変化するのかをみることはペーパーになるかもな（**図 1**）。**要す**

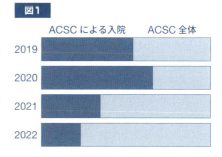

図1

るに論文ってウリを出したいから。

これやったらp値を使う場が出てくるな。ACSCの入院のなかでは心不全が多いのか尿路感染が多いのか，先生の人生のファーストペーパーであれば，細かいことまできちんとすると次につながると思うよ。入院中死亡とか入院期間とかのデータは入ってくるの？

藤田：どれぐらい抽出できるかわからないですが，入院中の死亡率もみれたらと思います。

森本：レセプトデータから，ACSCによる入院中死亡が○％，non-ACSCの入院中死亡が○％，癌の入院中死亡が○％って出してみる。当たり前と思う人も多いかもしれないけど，僕なんかそういうのをみたら「ほ～っ」と思うわけよ。そこから「ACSCの割合は予防介入で10%減らすことによってこれがどれだけ変わるんだろう」とかソーシャルなディスカッションにもっていけるよね？ それが次の研究につながって，ACSCのなかで入院につながるファクターは何なのか。この分母について，入院しなかった疾患Xの人も含めたコホートをやって，完全レビューをして分析していったら，どんどん盛り上がるよ？

COVID-19 の影響をどう考える？

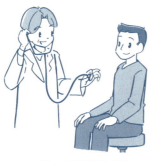
Pre COVID-19

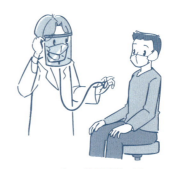
under COVID-19

藤田：対象期間が2019～2023年なのでCOVID-19のパンデミックの影響が考えられます。パンデミック前後でACSCの入院が減った一方で，入院

の死亡率が上がっていたという先行研究もあります。ACSC の本当の効果が薄まっている可能性があるのですが，それは一緒にしていいものなのですか？　どう考えたらいいですか？

森本：うわぁ，面白いな。2019 年よりもっと昔のデータは取れるの？

藤田：取れると思います。

森本：だったら Pre COVID-19，under COVID-19，After COVID-19 の ACSC をペーパーにしたらどう？

藤田：2019年で区切ったのは，2019年に当院の総合診療科が本格的に機能し始めたからです。総合診療にかかわるデータも出したくて。指導医の先生，後期研修の先生 1 人，研修医 2〜3 人の 4，5 人で診療していた体制から，新たにスタッフレベルの先生が 5 人着任されて，現在は 3 チームで常時研修医・専攻医合わせて 10〜15 人で診療する体制になっています。

森本：対象者は総合診療科の入院患者だけ？　病院全体の入院患者全員なの？

藤田：病院の入院患者全員です。

森本：入院患者全員なら，総合診療科があろうがなかろうが，入院せないかん患者は入院するんちゃうの？　総合診療って外来ではやっぱり primary preventive service を得意してるから，分母である疾患 X の数には総合診療科の影響がある気がするけど，COVID-19 に関しては総合診療科があってもなくても患者さんはやってくるので，総合診療科の有無で practice は変わらないと思うけど。一応，2020 年に入ってから COVID-19 の影響があってガラッと変わったかもしれないから，これを解析するのであれば，Pre COVID-19 3 年，Post COVID-19 3 年ぐらいの解析をすると，ASCS の観点からみた COVID-19 の影響みたいな，図表が 4 つ，5 つのペーパーになるよ。できたら死亡率もみてくれると，世の中の変化がみられて面白いなと思います。入院患者のなかの ASCS の割合で分けた後，Post COVID-19 で分けたり，年齢層で分けたり，いろいろやったらいいと思います。

先行研究をどこまでなぞる？

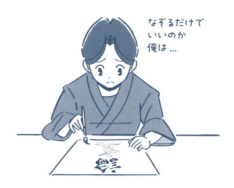

藤田：年齢の分け方に関して質問です。0〜19歳，20〜69歳，70歳以上で分けるのは国内の先行研究に基づいています。それとの比較がしやすいと思って，同じように分けたのですが，日本の保険制度上，後期高齢者は75歳です。年齢の層別化はどのようにしたらよいでしょうか。

森本：悩むでしょう？　先行研究の方法でやるのは無難な方法ではあるんだけど，**その先行研究の人たちがいけてなかったら，それをずっと追っかけることになる。**どうなんや？　実際，19歳までで分けるってお酒じゃあるまいしっていう気がする。小児科と総合診療科で分ける方法もあるし，75歳で分ける方法もあるし。先行研究とどうしても比較したいんであればしたらいいけど，論文とは別にデータを作っておいて，比較だけしたらいいと思います。国際的な論文に0〜19歳が1グループって違和感があるな。

χ^2検定に両側p値はない

森本：統計解析は要約統計量が基本です。年齢も「15歳未満」とか，大きなグループ分けでやるのであれば，カテゴリ変数なのでχ^2検定でいいです。もし全部χ^2検定であれば，p値の両側っていらんの知ってる？　論文の

なかで χ^2 は最初から二乗してるから，片側しかないねん。細かい話やけど，χ^2 しかしてないのに，両側ってのはコピペかと思う。もし t 検定であれば，0 があって，－があって，＋があって，T スコアがあって。T スコアの反対側を使ったら両側なんや。χ^2 検定は正規分布の二乗やからこういう分布で，ここは 1.96 で，この二乗が 3.64 で，こっから片側だけで 0.05 なので，実は χ^2 検定には片側しかないねん（**図2**）。

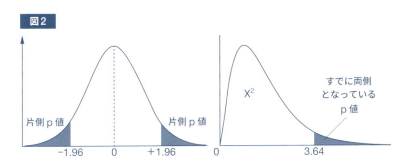

図2

新規性はどう出す？

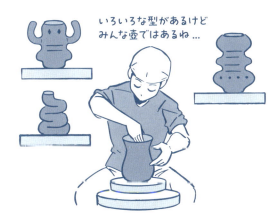

いろいろな型があるけどみんな壺ではあるね…

藤田：先ほど Pre/Post COVID-19 のお話がありましたが，こうするともっと新規性が出るんだっていうことはありますか？

森本：そんな全部やったらやっぱしんどいで。まずは主病名から一定期間のACSCを拾って，カルテから入院した人/しなかった人，担当診療科とかをみていけばいい。担当診療科がpreventive serviceができる診療科だったときのエフェクトをみたければ，総合診療科できる前のデータがみたくない？　総合診療科ができる前後3年間で診療科や患者のファクターとか，カルテから取れる範囲で取って解析し，入院率に差が出た場合，COVID-19の影響を考えないかんから難しいかもしれないけど，総合診療科ができて，preventive serviceの頻度が上がって，入院率が下がって，っていうのが先生の仮説やろ？

藤田：はい，そうなればいいなと思っています。

森本：うん，頑張って続けるしかない。COVID-19のエフェクトが大きいから，しばらく時間とエネルギーと知恵を注いで，COVID-19の影響が減ってきた今年とか来年とか再来年ぐらいのデータを含めてみるほうがいいかもしれんね。

藤田：継続性（Continuity），近接性（Accessibility）以外にも，プライマリ・ケア医ごとの患者数が多い/少ない，訪問回数が多い/少ない，介護度や，同居人の有無をカルテレビューでみていかないといけないと考えてます。

森本：レトロでやってどこまでデータ取れるか，パンデミックでたぶん難しいと思うんだよ。せっかくやるんだったら，総合診療科だけでもフォーマットをちゃんと作って，普段からデータを入力していったら？　できたらクラークさんに入力してもらえるように。**協力してもらうのが大事なの，研究では。**

キングギドラ論文になってはいけない

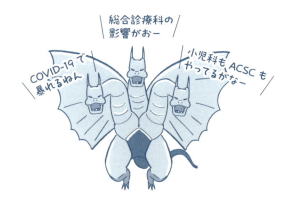

藤田：もう一つ，データに影響を及ぼす要因として，2020年から当院に小児科が開設されたということがあります。外来・入院ともにACSCの患者数が増えており，0〜14歳と高齢者でU字型のカーブになっております。小児科では痙攣，てんかん，喘息が多く，解釈に影響が出てしまうかなというのは懸念しております。

森本：でもそれはもう仕方がないよね？　だからやっぱり年齢を15歳で区切った解析は絶対いるよね。ハナからインクルージョンを15歳以上にして，15歳以下を今回の論文からは外してもいいと思う。次のペーパーに置いといたら？　COVID-19の影響とか，小児科ができた影響とか，いろんな影響を1論文中に組み込むと解釈が難しくなるから，あえて単純化したほうがいい。そういうキングギドラ論文は何がいいたいか，何がテーマかわからんわけ。**テーマは1個のほうがおそらくいい**はずなので，そうしてもらえたらなと思います。

戦略と思考法

・まずは統計学的用語をどう使うか整理して，何が分母，何が分子になるのかを明確にしよう。分母と分子を何にするかで，ソーシャルなディスカッションにまでもっていけるはず。

・COVID-19の影響を考えるのであれば，pre/under/post COVID-19でそれぞれ3年ずつぐらいまで解析したり，いろいろ世の中の変化がみられて面白いはず。

・いろいろなテーマを盛り込まない！　テーマは1個に絞って明確に。

> さらに
感想戦

カルテからの情報をフルに
活かせるのは，単施設研究ならでは

　レセプトデータを使った後ろ向きコホート研究ということですが，対象患者の抽出にレセプトを使い，レセプトで抽出可能な年齢，性別，入院の契機となった疾患名と転帰を拾っています。細かい患者背景や予後を評価する研究ではなく，入院病名について時期ごとのトレンドをみるという研究ですので，この方法で妥当ですね。

　レセプトデータやDPCデータを使った研究というのは，登録された病名や使用された薬剤の傾向などを大まかにつかむのには，手間もそれほどかからず，適切な手法だと思います。ただ，レセプトデータやDPCデータは，いわゆるビッグデータとして何百万，何千万人のデータを集めたデータベースがあるので，単施設での研究ではnも限られることもあり，同じ研究テーマであれば，そういうビッグデータと比べて見劣りしますね。一方で，単施設研究のメリットはといえば，その気になればカルテにアクセスして，入院中やその前の外来の経過，症状や検査値といった詳細なデータを利用できることです。

　自分の病院のデータにアクセスできる機会がせっかくあるのに，もったいない気がします。 プレゼンでも，カルテレビューによる観察研究としてと仰っておられたので，さらに上のレベルのジャーナルを目指すなら，カルテから集める変数をしっかりと事前に検討したうえで，電子カルテに記録されているデータから落とせるもの（検査値など），カルテレビューが必要なものに分けて，落とせるデータは医療情報部にお願いし，後者は仲間内でカルテレビューを行うといいね。

　今回の研究はACSCがテーマだけど，例えば外来の情報が得られれば，外来でACSCに介入が可能だった人がどれくらいいるとか，介入があったけれども結果的にACSCで入院した人と介入がなかった人の違いとか，面白いと思うな。また，生存退院前に当該，または別のACSCに対する治療介入があったかどうか，とかはレセプトデータだけでは実証しにくいので，カルテレビューでその一端でも明らかにしたら，ジャーナルのエディターは喜ぶと思うなあ。

　カルテレビューが行えると思うと，ドンドンと妄想が広がってくる……。

column
7

「これから論文を書き始めて，
最終的にはトップジャーナルに載りたい！」，
まずなにからどうする？

　これから書き始めるのに，トップジャーナルを目指すなんておこがましい！（笑）。僕に弟子入りするしかないね。ただし麓から。

　富士山と同じで突然山頂には立てないから，裾野から積み上げていくしかない。基礎力ってとても大事ですよ。プロ野球選手のイチローもキャッチボールやバッティングセンターでの練習をやりまくっていたといいますから，**基礎練習を大事にすることやな。**

　論文執筆における基礎練習とは何か？　**Figure 1 と Table 1 をきちんとできること！**　これが綺麗にできなければ上にはいけない。Figure 1 と Table 1 を綺麗にしようと思ったら，当然プロトコールから丁寧に作っていかないといけないし，そこに論理的な矛盾があってはいけない。これが基本やね。

　「初心者は小さいデータで論文を書き始めたほうがいいか？」という質問がよくあるけど，n は関係ないよね。論文を書くには n が小さいほうがどっちかというと難しいからね。「データは自施設のものか，データセンターから落としてくるか？」もよく聞かれるけど，自施設のデータは n が限られてくるけど取り直しやすいし，細かいデータも取れる。落としてくるデータはそれっきりやから，落とし方にもコツがあるし，最初にきちんと企画しておかないと後が結構大変になる。自分が診療に関わっていないデータだから，相当データを落とす条件を仕込まないと間違ったデータに気づかなかったり，変なデータが混じったりしてしまう。落としてくるデータはそういう危険があるから，それを回避するために少数のサンプルをパイロットデータとして取り出して，混じりをチェックしたりするね。仮に一気にドンと落としてきたとしてもチェックする作業は発生して，エラー探しの量は圧倒的に多くなるし，エラーは絶対入ってくるからゼロにはならない。

　安易にビックデータを扱おうとするよりも，**少数例・自施設・後ろ向きの研究を論文化して，それを通す努力をちゃんとすることだね**。ちゃんとした先生に見てもらうのもいい。最初に狙うべきジャーナルはその領域の中堅クラス，インパ

クトファクターが 2〜4 ぐらいのところかね。

「仮想データを用いて論文を書く練習するとよいか」って？　ワークショップで 2〜3 日やってみるならいいけど，それより長時間をかけるのは無駄だと思います。何も残らないからね。仮想データを使って練習すると，統計解析とかは学べますが，研究データからの学び方や論文の書き方はわかるようにはなりません。自施設のデータで 50，100 と集めてみるのにそんなに時間はかからないから，そこから学ぶことのほうが圧倒的に大きいよね。

column
8
よい Figure 1 と Table 1 を 見極めるチェックポイント

よい Figure 1 は見た瞬間に
・最終的な解析集団が選ばれた理由がわかる
・プロトコールがわかる
・論文の結論にかかわらず，患者さんに将来どういうふうに活かすことができるかわかる

ことです。もちろん，**曖昧な記載はゼロ**です。ロジックがしっかりしていれば作れるはずです。徹底的にチェックすることです。

よい Table 1 もほぼ同じで，
・データからプロトコールがわかる
・納得ができる数値である

ことです。年齢 75 歳はこの集団だったらこうなるな，女性が 54% なのもこの疾患だったらそうだよな，BMI 25 もそうそうそんな感じとか，**全データの変数と値について納得できる。**

僕は p 値は見ない。ピーチは見ないけど，オレンジは見る，バナナも結構好き (笑)。

ランダム化比較試験

対象者を 2 群に分けて，治療の効果などをみる「ランダム化比較試験」。ブラインドで行われるのがスタンダードですが，そもそもブラインドとは？　アウトカムとはなにか？　さらに editor に効果的にアピールできる書き方・組み立て方まで，議論します。
また，スペシャルトークとして，「NEJM に掲載されるまで」を詳細に語ります。トップジャーナルに論文が掲載されるまでには，「こんなにたくさんの戦略が必要なんだ！」ということが実感していただけると思います。

ランダム化比較試験

1 | 研修医を対象に教育的なテーマで行った RCT を論文にしたい
救急外来の症例引き継ぎのプレゼンテーションを
するときに暫定診断の情報提示のタイミング，
そしてその正誤が診断精度に与える影響

天野雅之

相談事項

- 対象の選び方はこれで良いか。バイアスが入っているかもしれない。
- 倫理委員会に提出後に Secondary outcome を追加したので，not pre-specified analysis になるのか。
- 「ブラインド試験」といって良いか。
- 実際にはあり得ないシチュエーションで試験していることは不利になるか。

Introduction

天野：救急外来での引継ぎは認知バイアスによる診断エラーが生じやすく，プレゼンテーション冒頭の情報を後半の情報より重視する Primacy effect や，初診医の暫定診断を確定診断かのように扱う diagnostic momentum などの関与が報告されています。病棟での引き継ぎで有効性が示されている SBAR や I-PASS などの手法を救急外来に適用する提案がありますが，これらのフォーマットは診断名を冒頭で述べるため，上記バイアスによる診断エラーが増える可能性があり，RCT での検証が必要と考えました。

森本：教育系の研究を RCT でやるのは大事なことです。素晴らしい！

Materials and Methods

天野：日本の教育病院に所属する臨床研修医を対象とし，参加依頼にはメーリングリストを使用し，すべての参加者から書面で同意を得ました。

研修医が診断エラーを起こしやすいといわれる 8 つの common disease について，電話での引き継ぎを想定した 8 本のシナリオ（音声データ，同一人物が読み上げ，各 30 秒程度）を準備しました。シナリオの半数では初診医が誤った暫定診断を，もう半数では正しい暫定診断を示します。シナリオの妥当性は，3 人の研究者で検討しました。

その両方のシナリオを使って**暫定診断を冒頭で述べる（冒頭群；表 1上）/文末で述べる（文末群；表 1 下）**の 2 群に参加表明順に交互に割り付け，割り付けの際に卒後年数と性別を調整しました。参加者はランダムに提示される音声データをオンラインで聞き，1 つのシナリオが終了するごとに，**「異議なし」「異議あり」を選択します**。「異議あり」を選択した場合は，参加者の考えた診断を一つだけ記載してもらいました。

2022 年 11 月 4 日〜12 月 31 日に 40 人の研修医をコントロール群と介入群に 20 人ずつ組み入れました（**図 1**）。参加者の年齢，性別，卒後年数，診断に対する自信度（なし 1〜あり 10），当直を含む救急外来の頻度/月のデータも収集しました。1 年目男性/女性，2 年目男性/女性の 5人ずつ，平均年齢 26 歳，診断に対する自信度 4，当直を含む救急外来の頻度 4 回/月，ER 1 回/週といずれも同等でした（**表 2**）。

表 1

【Sample case 1】 "early declaration" of "correct working diagnosis"
correct diagnosis：acute heart failure

80 歳，男性。CS1 の急性心不全を疑う患者です。排便後に突然の呼吸苦と喘鳴が出現したため救急要請されました。血圧 180/90，脈 90，両側で Wheezes と Crackles が聞こえます。D ダイマーや心筋逸脱酵素も正常です。心エコーで心嚢液や大動脈弁逆流はなく，左室の動きも保たれて，レントゲンでは両側の浸潤影があります。引継ぎよろしくお願いします。

【Sample case 2】 "late declaration" of "incorrect working diagnosis"
correct diagnosis：appendicitis

30 歳，男性。下腹部痛を主訴に受診しました。早朝に心窩部の痛みが出現し，その痛みが徐々に下に移動したようです。痛みは右側で強く，食欲不振と悪心があります。白血球はわずかな左方移動がありますが CRP は陰性で，尿潜血は±でした。以上より，**尿路結石を最も疑っており**，結石を探すため腹部レントゲンと腎臓のエコーをオーダーしています。引継ぎよろしくお願いします。

ランダム化比較試験①

図1

Participant flow

2022年11月14日〜12月31日。40人の研修医が組み入れられた。

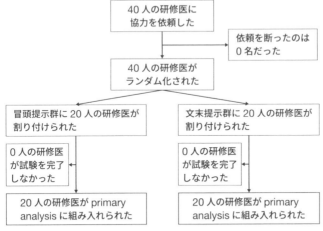

20人がコントロール群に，20人が介入群に割りあてられた。
各群の背景は以下の通りバランスが取れていた。

表2

患者背景	冒頭提示群	文末提示群
合計(人)	20	20
卒業年数・性別		
研修1年目(男性)	5(25%)	5(25%)
研修1年目(女性)	5(25%)	5(25%)
研修2年目(男性)	5(25%)	5(25%)
研修2年目(女性)	5(25%)	5(25%)
年齢(平均)	26歳	26歳
診断に対する自信度(平均)	4	4
救急室のローテ期間(平均)	2カ月	2カ月
救急外来の頻度(1月あたりの平均)	4日間/月	4日間/月

ランダム化比較試験①

対象のキャラクターは詳しく書く

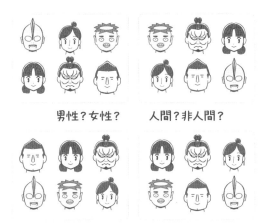

男性？女性？　　人間？非人間？

つまり…どんな集団なの？

森本：対象は研修医やね。依頼メールは何人に送った？

天野：研修医に頼んで，その友達や興味をもっていただいた人に送りました。

森本：セレクションバイアスを考えないといかんのよ。例えば，学会のメンバー，獨協医大のメンバー，どんな対象の何人に対して送ったのか，レスポンスは何人だったと書くことによって，**集団の characteristics（特徴）をプレゼンできる**。この論文をいいジャーナルに出したいと思うなら，そのあたりのプロセスがあったほうがいいし，これを RCT の枠組みで出すなら consort statement の形で書かないかん。母集団にどういう potential candidate が存在しているかというのはあったほうがいいです。僕らもよくめるんだけど，**ドロップアウト 0，拒否 0 とかになると，大体信用が下がります**。拒否が一定数あるという情報があれば出してください。対象者へのメールは追えるの？　追えないとばら撒いた対象がどんなかわからんよね。

天野：誰に送ったかは調べられます。「何人に送りました。レスポンスが何人でした」と記載するということですよね。

森本：おお，いいね。そういう努力は素晴らしい。**努力はすべて悪いことには**

ならないです。その情報を書くと，対象は「日本人の研修医」じゃなく
て，「きわめて先生方に馴染みの深い，診断が好きで，こういう依頼に労
を惜しまない，比較的真面目な研修医」だとわかる。そうすると，「この
対象でこの結果だから，世間一般の研修医だとこのくらい」と推察でき
る結果になるよね。

天野：なるほど，たしかに。

森本：結果の解釈ですが，**セレクションバイアスが存在しないペーパーはない
です**。セレクションバイアスがどの程度，どっちの方向に起こったかと
いうことを，ちゃんとわかっていればいいんです。そうなると，今回の
試験ではこの結果で終わったけど，本来はこのぐらいの結果だろうとい
う推察ができる。いいジャーナルに載せるなら，そういう情報があった
ほうがいいです。

天野：Primary outcome は暫定診断の提示順（冒頭群/文末群）が診断精度に与
える影響とし，Secondary outcome は暫定診断の正誤が診断精度に与
える影響としました。

　　　診断精度は診断エラー率（各群における誤答数/問題数）で算出し，z 検定
で検討，提示順と暫定診断の正誤の独立性は χ^2 検定を用いて解析し，コ
ントロール群 40%，介入群 25% と設定しました。両側検定，p 値の有
意水準は 5% とし，すべての検定は EZR を用いて実施しました。5% の
Type1 error rate で 80% 検出するためには 304 人の回答が必要と算出さ
れましたので，**40 人の参加者に 8 問ずつの回答を依頼しました**。参加
者にはどちらの群に割り付けたか介入内容を提示せず，データ分析は割
り付けをオープンにして実施しました。

　　　倫理委員会に提出した研究計画書では「タイミングと診断精度の関係性
を調べる」とのみ記載しており，Secondary outcome は倫理委員会提
出後に追加しました。こういった場合，not prespecified analysis であ
ることを明記すべきでしょうか？

論理的整合性を整えるべし

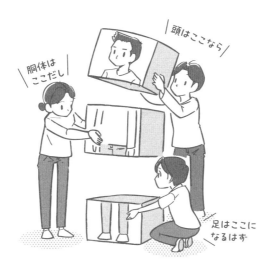

森本：Primary outcome，Secondary outcome というけど，**これは Primary analysis と Secondary analysis です**。正診/誤診がアウトカムで，タイミングの解析が主解析で，それに与えた情報の違いの解析を足しただけです。これが治験であれば not prespecified はイメージが下がるけれど，この場合，全然差し支えないと思います。

not prespecified analysis であることを Introduction や Discussion に書くのは正しい。「Primary では有意差がなくて，後から追加した与えた情報の違いで有意差が出た」というと，ジャーナルのエディターから「メインで優位差がなかったから足したんだろ」と突っ込まれます。その批判は当然なんだけど，それに対して何ができるかというと，**やっぱり論理的整合性なんですよ**。だから Introduction のなかにその解析の背景を入れるべきだろうし，Secondary analysis として与えた情報の違いも重要であると書けばいいと思うんです。

臨床試験であれば，ジャーナルにはオリジナルプロトコルを提出しなきゃいけないし，プロトコールに書いていなかったものはプレゼンできないか，**ポストホック（post hoc analysis）と書けといわれる**。有意差

のある解析を後から足したということは事実であり，どうやっても避けがたいので，"not prespecified" とか "post hoc" っていうのは書くのが正しいし，書かないよりは書いたほうがいいんです。グレーゾーンって世の中にいっぱいあるので，周りの人も「そりゃそうだ」と全体の文脈をみたら納得できる形にするのがいいと思います。

省くことがアピールになるときがある

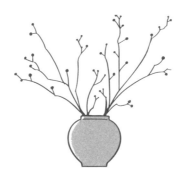

無駄を削ぎ落とした美学…

森本：「データ分析はオープン環境で実施した」と書いてあるけど，この試験は本当にブラインド試験？

天野：割り付けを機械的に行ったので，ブラインドだと考えました。

森本：わざわざ「オープン」と書くと，ゴールドスタンダードとしてのブラインドに何か不安があって，「わざわざオープンにした」というニュアンスが含まれてしまうよね。なにが介入群か非介入群かは，この場合，対象者にはわからないの。暫定診断を冒頭/文末で述べるという違いだから，臨床試験薬を飲む/飲まないとは違うし，外科のRCTのように患者はどちらの手術をされているかわかりようがないのとは違う。でも話す内容は明らかだし，研究の説明の仕方によっては，自分が何群なのかわかってしまう。これはもともとブラインドなんかできない study なのよ。解析は本来，文脈に影響されずにニュートラルな立場でやるべきですが，

われわれ臨床医が解析をやる場合，常に頭のなかで「なぜこんなことが起こる？」「どうしてこういう影響が？」と臨床の文脈で考えるから非常に解析しやすいし，解析に矛盾があったら深掘りできる。だから臨床医はぜひ自分でも解析すべきです。あと，僕は研究を企画するとき，「ゴールドスタンダードは何か？」っていつも考えます。**ゴールドスタンダードはたぶん，ブラインドできない**，です。

天野：割り付けは私が機械的にしたので，参加者にはどちらの群かわからないブラインドだけれど，解析者の私にはどちらの群かわかるので，データ分析に関しては「オープン」という意味で使いました。「オープンラベル」とわざわざ書かなくてもいいということでしょうか。

森本：臨床と同じでどっちが正しいとかはないですが，一つアドバイスすると，論文を書くときに "conditional logistic model" とか "pair wise comparison" とか，よくわからずコピーして使っていると，editor や reviewer は「こいつ，わかってないな」「どこかからコピーしていて，きちんと論文を書いてないんだな」と思うわけよ。オープンと書きたいんだけどあえて書かないというのは，ひょっとしたら「私はわかってて削ってます」ってメッセージかもしれない。**何かを省くことで，「僕わかってまっせ」とアピールするときがあるのよ。**

人単位ではなく，シナリオ単位にしてみる

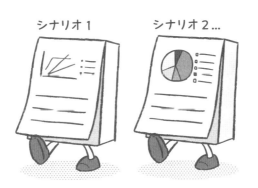

そんな単位があってもいい

森本：1人8回，シナリオを聞くんやったね。二度再生した人はいなかった？

天野：再生数で確認しましたが，いませんでした。

森本：最後の回にいくにつれて，正答率が上がるような傾向はなかった？

天野：1人のなかでの傾向はみていないです。

森本：post hoc だけど，いわゆるトレーニング効果もみられそうやね。暫定診断を冒頭群/文末群のどちらかに割り付けられますよと対象者が知っているの？　音声がスタートしたときに，どちらの群に割り付けられたかわかってしまうということはないのね。対象者には正解が何個あるかは言ってない？　前半に正解が多かったから，後半に誤答が多いかもみたいな傾向を，対象者が考えたりすることはできる？

天野：対象者には「効果的なプレゼンテーションの方法するための研究です」とだけ伝えています。

森本：じゃあブラインドかもしれないね。サンプルサイズは20人/20人だっけ？　これを人単位でなくて，シナリオ単位にすれば160セッションになるし，ランダムだし，ブラインドになる。このあたりは説明がややこしいから，やっぱりオープンって書かんほうがいいと思うわ（笑）。レビュアーに聞かれたら，「わからないです。グレーなので書いてません」って正直にレスポンスしたらいい。こういうテーマのランダム化，統計って難しいんよ。実際に受け入れ表明順というのは細かいことをいえばランダムではない。実は被験者が繰り返し参加しているので，相関を勘案しないといけなくて。なので，この研究自体はよくやったなと思います。今度似たような研究するときは，スタート前に相談しよう！

Results

天野：冒頭群と文末群で診断エラー率に統計学的有意差はなく，やはり誤った暫定診断を提示された群の正答率が低いという結果でした（**表3**）。

表3

トータルの診断エラー率は39.0%(125/320)だった。引継ぎ後の研修医の各群のエラー率は表の通り。

	冒頭群	文末群	
引継ぎプレゼンで正しい暫定診断を提示した場合	22.5%(18/80)	18.8%(15/80)	20.6%(33/160)
引継ぎプレゼンで誤った暫定診断を提示した場合	56.3%(45/80)	58.8%(47/80)	57.5%(92/160)
	39.4%(63/160)	38.8%(62/160)	39.0%(125/320)

Primary outcome（縦に計算）
冒頭群と文末群では診断エラー率は差がなかった。
冒頭群 vs. 文末群　　　　　39.4% vs. 38.8%（95%CI −10.1%〜+11.3%，p=0.91）
正しい暫定診断の提示下　　22.5% vs. 18.8%（95%CI − 8.8%〜+16.3%，p=0.55）
誤った暫定診断の提示下　　56.3% vs. 58.8%（95%CI −17.8%〜+12.8%，p=0.74）

Secondary outcome（横に計算）
正診提示群と誤診提示群では診断エラー率に差があった。
正しい vs. 誤った暫定診断　20.6% vs. 57.5%（95% CI −46.8%〜−27.0%，p<0.001）
冒頭での提示下　　　　　　22.5% vs. 56.3%（95% CI −48.0%〜−19.5%，p<0.001）
文末での提示下　　　　　　18.8% vs. 58.8%（95% CI −53.8%〜−26.2%，p<0.001）

p値よりも95%信頼区間

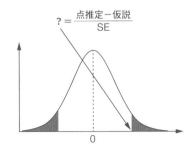
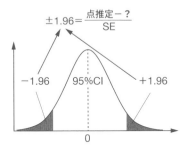

森本：表3はパッと見てわかりにくいから論文には出さないほうがいいと思うよ。「冒頭提示群と文末提示群で誤診と正診の関連に差はなかった」ぐらいで，Primary analysisは39.4% vs 38.8%，Secondary analysisは20.6% vs 57.5%だけでいい。39.4% vs 38.8%で，点推定（point estimation）が0.5なので，95%信頼区間は−10.1〜+11.3%やな？　**最近はp値の代わりに95%信頼区間で書くのが好まれる**から，どっちかと

いうと point estimation は 0.6% ［95%信頼区間－10.1～＋11.3%］で書くんよね。

天野：なるほど。ありがとうございます。

Discussion

天野：明らかになったことは2つです。①暫定診断を提示するタイミングは引き継ぎ後のエラー率に影響を与えない，②提示された暫定診断が誤っていると引継ぎ後のエラー率が高まる，ことです。

①については，先行研究と異なる結果で予想外でした。診断名と病歴という異なる質の情報を用いたことが，Primacy effect 様の効果を惹起した可能性があると考察します。

②については，先行研究と一致するものでした。先行研究は「患者から前医の診断を聞く」という形で行われており，誤った情報は患者から/医師からどちらから聞くかによらず，診断エクセレンスを阻害することが示唆されました。

本研究の結果，初診医の診断力を向上させ，正しい暫定診断ができるようにすることの重要性が示唆されました。また，救急外来など，診断がまだ確定していない状況では，仮診断名を提示するフォーマットは診断エラーのリスクになりうることがわかりました。

研究結果が生じた背景への考察①②を述べ，さらに③として，研究結果を踏まえた臨床現場への提言を述べました。

初診医の診断力を向上させ，正しい暫定診断ができるようにすることで，救急外来の診断エラーを防ぎ，診断エクセレンスを高めるという前提で，本研究の結果，救急外来における引き継ぎフォーマットにおいては，仮診断名を提示すること自体が診断エラーのリスクになりうることがわかりました。

状況がわかりやすいことが大事

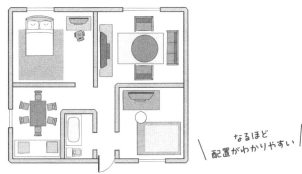

森本：研究対象者はシナリオの短い文章で，診断に矛盾があるかどうかに気づけるかってことがこの研究のキーになるよね（**表1**）。実際の現場と今回の条件は同じではないよね。実際の現場では，研修医と指導医が双方向的に会話をしたり，指導医は報告を聞いた後にもう一度診療したりして，それから診断をすると思うけど，普段の引き継ぎは今回のように電話だけで済ませているのではないよね。

天野：研修医が電話で申し送ることはあると思いますが，対面で行っていることのほうが多いと思います。

森本：それが悪いというわけではないのよ。Discussion に「これは研究目的で，実際の診療状況よりも単純化しました」と書けばいいわけよ。本当の診療と同じシチュエーションをランダム化したらコストも時間もかかることは査読者にはわかるので。「この方法をとった，30秒のシナリオを作った，単純化した」と理由は言うんですね。それも含めて Method にしっかり書けばいいと思います。繰り返しになるけど，**「僕，わかってやってるんですよ」っていう雰囲気がプンプンするのはとても大事です**。

Limitation

Limitation はトリセツ

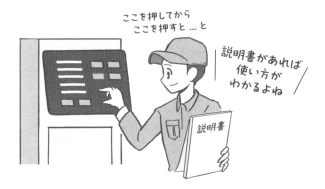

天野：Limitation は2つあり，それぞれに対して検証する必要を述べています．対象が日本人の研修医であるということ，現実世界では，音声データを聞くという一方向性のコミュニケーションではなく，双方向性のコミュニケーションであるということで，今後は対象か状況を変えての検証が必要だと考えています．

森本：Discussion には，ここまで言ったように Limitation がずいぶん出てきたのでしっかり書いておく．**Limitation は言い訳をするためのものではなくて，この論文を現場で解釈するときにどういう前提で適用するかというものです．**言わば，Limitation は研究論文の取扱説明書です．「こういうことを踏まえて現場で使ってください」っていうようなメッセージをしっかりと掲げることができるといいと思います．

都合が悪いことも書く

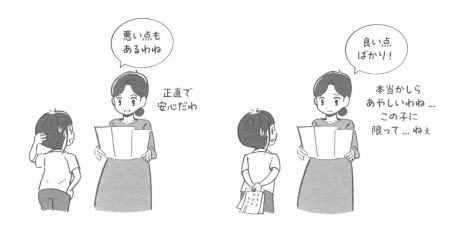

森本：さっきも言ったように，アウトカムは診断，誤診/正診だけです。Primary な仮説に基づいてサンプルサイズを計算したのは，診断の順序と正診との割合の比較。で，Secondary には post hoc として，正誤が与える影響を書けばいい。診断エクセレンスの検討ということで "post hoc" として追加実施 OK。都合が悪いことを出す人と隠す人，どっちが信用できる？

天野：出す人のほうが信用できます。

森本：そうやろ？　**都合が悪いことも書いてください。完璧な研究はないということは，エディターもジャーナルもわかったうえでみているので。** その都合が悪い情報のせいで（それも本当にそうかわかりません），たまたま reject だったら，次に行けばいい話なので気にしなくていいです。細かいことを言うと，この研究は実は各セッションが完全独立だという前提が発生するので，そこは Limitation に書かないといけない。参加者その人の傾向があるやん。2 秒前のことをすぐ忘れる人とか，すぐ「はい。その通り」って答える人とか。だから特殊な解析が求められることもあるし，しなくてもいいんだけど，論文を書くときにわかっていなくてはいけない。僕が薬剤の安全性研究をするときは，患者単位の解析とか処

方単位の解析とかいろいろするけれど，「このペーパーの Primary な解析ユニットは処方です」ってしています。この研究の場合は，例えば必要なサンプルサイズは 304 セッションだと計算して，本来は 320 人にお願いして，やるべきなんだけど，feasibility を考えて 40 人に依頼して，各々 8 セッションを行ってもらい，「この研究ではセッション単位は独立であることを前提で解析しました」「しかし参加した個人内における 8 セッションの相関は影響を与える可能性がある」というふうに **Limitation に書けばいいと思う。「わかってるよ，当然」と示せばいいと思います**。試験はすべての対象が揃った時点から始めた？　友達同士で事前に情報が漏れてしまったりはない？

天野：全員同じ日にスタートしたかったんですけども，どうしても集まらなかったので，4 人ほど遅れて実施しています。

森本：それも Limitation に書かないかんね。OSCE や CBT みたいに全部違う問題にするわけにいかんもんね。それに「Average」って言葉はあまり使わないほうがいいですね。Average って「平均」って意味なんだけど，scientific にやっぱり「mean」（算術平均）なのか，「median」（中央値）なのか，median ならば「range」（範囲）も入れてほしい。この場合は median と range がいいんじゃないかな。

ランダム化ではなく，準実験的解析

2つのグループ

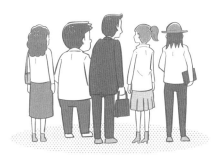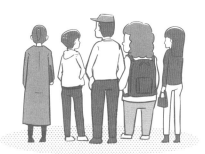

どう分けた？

森本：参加表明順にランダムに割り付けることは，細かいことを言うと，順番は予見可能なのでランダムと言わないんです。月水金の透析グループと火木土の透析グループで透析カラムを変えたらランダムと言わないのと同じです。だから，ペーパーには "Randomized trial" とは書かずに，**Quasi-experimental design（準実験的デザイン）っていうふうにしたほうがいい**。割り付けがランダムじゃないですから。卒後年数や性別の調整はどうやってしたの？

天野：人数の枠を決めておいて，例えば1年目の女性が定員になれば，それ以上は受け付けないというふうにしました。

森本：それはMethodにしっかり書かなあかんね。そういう形で募集をかけて選んだんだから，準実験的trialとしてLimitationに詳しく書いたほうが正確だと思います。「1ブロック10人は表明順で2群に分けた」というふうに書けばいいです。フローチャート（**図1**）は40人の前が必要やね。40人が4つのブロックにわかれて10人ずつ入って，ドロップアウトは0だと。

層別化解析する?

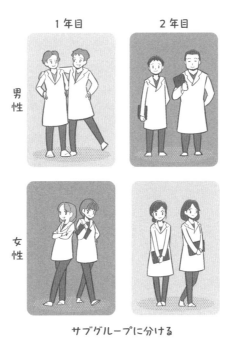

サブグループに分ける

天野：層別化解析はしたほうがいいのでしょうか。

森本：研修医1年目，2年目では経験が違うし，逆に僕は性別で分けるのは好きじゃない。探索的ではあるけど。何か出てくるかもしれないし，出てこないかもしれない。サブグループとしては，研修医1年目，2年目以外にもいくつかのグループに分けてあげてもいい。エビデンスベースのmedical educationに使える話なので興味あるやん。僕はそういうサブグループは「探索的である」というふうに断って，その文脈で解釈します。探索的であるし，セレクションバイアスもかかってるけど，大事なデータなので出せばいいと思う。

Conclusion

天野：救急外来における引継ぎにおいて，暫定診断を述べるタイミングによる影響はなく，誤った暫定診断を提示するということが診断エラー率を上昇させました。診断エクセレンスの達成には誤診への曝露の対処が重要であると考えます。

森本：素晴らしい！　早く publish すべきだと思います。

戦略と思考法

・セレクションバイアスが存在しない論文はない。「どんな集団なのか？」が明記できれば，「どんな結果の論文になのか」「どう使う論文なのか」が読者にもみえてくる。

・Secondary outcome ではなく，Secondary analysis なので，解析を追加したに過ぎない。ただ有意差のある解析を後から足したことには違いがないので，not prespecified analysis と書いておくべき。

・用語はちゃんと理解して使おう。よくわからずコピーして使っていることは，editor や revierw にはすぐわかってしまう。あえて書かないほうがこなれて見えることもある。

・実際にはあり得ないシチュエーションではあることは，reviewer にもわかる。Limitation を論理的にきちんと書けば問題なし。

本論文は下記に掲載されています。

Amano M, Harada Y, Shimizu T. Impact of disclosing a working diagnosis during simulated patient handoff presentation in the emergency department：correctness matters. Diagnosis(Berl)2024；12：61-7. PMID：39404256

> さらに
> **感想戦**

RCT にはランダムの
神様がついている

　医学教育の実証的な研究はなかなかやりにくいのですが，よくぞやったな，という感じです。初期研修医を 40 人も集め，オンラインで音声データを聞いて，シナリオ内の診断について判断する，という仕組みはよくできています。

　もし，タイムマシーンに乗って研究企画時に戻れるなら，やっぱり純粋に RCT をしたいと思います。1 年目，2 年目の初期研修医，男性も女性も必要な症例数に達するまで，できるだけ集めましょう。1 年目と 2 年目の数は揃わなくていいですし，男性と女性も揃わなくていいです。全体で必要な数を集めましょう。通常 RCT においては，サブグループ解析におけるパワーまでは担保しません。また，対象者が数百，数千人なら，層別化をしなくても大体，群間のバランスは取れますが，この場合はそうはいかないので，層別割り付けをしましょう。男性 1 年目，男性 2 年目，女性 1 年目，女性 2 年目で層を作って，層の内部でランダム割り付けを行って，純粋にランダムに冒頭提示群 vs.文末提示群，また正診群 vs.誤診群を 2×2 の factorial design で割り付けたら完璧です。元の研究でも，それなりに手間をかけて割り付けして，データを集めて解析をしているので，2×2 の factorial design までキッチリとしたデザインをしても，それほど手間が大きく増える感じではありません。

　シナリオや設定の単純化ですが，これは研究という枠組み上，仕方がないと思います。もちろん，もっと現実に即した設定（仮想診察室とか）や長いシナリオを作成して RCT することは可能ですが，状況が現実に近くなればなるほど標準化しにくくなる，という懸念があります。何もかもキッチリと標準化するのは，臨床試験でも困難であり，医薬品の臨床試験では，投与薬剤は標準化されていますが，それ以外の管理は担当医や施設によって異なるでしょうし，手術の RCT では，相当なバリエーションはありえそうです。それでもランダムの神様が，現場のバリエーションをうまくチャラにしてくれるところがありがたいです。

　なので，ランダムの神様頼みで，標準化ができそうもない，pragmatic な医学教育の RCT が合ってもよいと思いますよ。そもそも臨床現場なんて日々バリエーションだから，標準化に拘りすぎるのもどうかと思います。OSCE もそんな気がしています。

column 9　AI 時代に論文執筆はどうなる？

　院生は AI を利用して書いてるみたいやけど，僕が手を入れたら本人の原稿は 2% ぐらいしか残らないから，剽窃の心配はないね。院生は凹んでいるけど（笑）。AI が書いたやつはやっぱりわかりますね。AI は AI が作ったものはよくわかるから，剽窃チェックにも引っかかりやすい。

　AI の英文校正プログラムが，英文を書いたら校正してくれて，みんな便利だっていうからいっぺん実験してみたんや。僕が書いた論文を修正にかけて，それで出てきたやつをもういっぺんプログラムにかけてみたら，僕の元論文の書き方に直されてて。僕が入れるたびに AI が勉強して，似たような文章をどこかからピックアップして修正しているから，そうなる。AI はさっき入れた僕の論文を参考に直しているということやね。

　AI 翻訳はみんな使ってるんじゃない？　論文を投稿するときには「AI を利用しました」と書かなくてはならないんだけど，うちの院生は僕が全部直してしまって，AI 翻訳はほとんど残らないので，書かなくていい（笑）。

　AI はパターン認識が得意やから，エラーチェックには使えるやろうね。主語や動詞が抜けていないか，単数系・複数系が間違っていないか，前置詞が抜けていないか，そういうチェックはありやろうね。そのうち，統計解析も過去のデータをみて，できるようになっていくやろうね。でも，コンテンツを作らせるところまでやらせたら，それはもう自分の仕事ではなくなっているよね。

153

ランダム化比較試験

2 「ダンスで世界中の脂肪を幸せにする」RCTがしたい
高血圧患者におけるダンス動画の継続率・効果を評価したランダム化比較試験

宮上泰樹

相談事項

- 測定因子をたくさん設定してしまったので，結果が出ないかもしれない。
- ダンスにはRCTよりもシングルアームだったかもしれない。
- 逸脱した結果を出してくる被験者をどうするべきか。
- コントロール群よりもダンス群で悪い結果になってしまった。

Introduction

宮上：あるとき，大学院生から「ダンスで世界中の脂肪を幸せにしたい」というすごいことを言われまして，僕も「何かが始まってしまったな」と思い，一緒にやっている研究です。僕はRandmized Controlled Trial（RCT）をやったことがなかったのですが，大学院生が実際に興味をもったことを研究の対象にできたら一番幸せなんじゃないか，というところがエピソード0です。

運動は生活習慣病や減量に有効で，WHOは健康維持に必要な身体活動量を定義していますが，それを達成できるのは男性では59.6％，女性では46.9％です。女性で半分以下となってしまっている背景として，育児や介護などを担っている場合が多いということがあります。

また，「楽しくない運動は続かない」という継続性の問題もあります。20歳以上の運動習慣がある人のうち，1年以上継続できるのはわずか

27.2%です。運動処方は効果的であるものの，外来の診察時間は66.2%が10分未満と短く，運動処方ができる医師が少ないことも背景にあります。さらに，運動処方の具体的なツールに特に決まったものがありません。ダンスは楽しく，生活習慣病の改善に寄与し，身体活動も上がる運動として，小学校～高校において平成20年から必修化されています。高血圧患者におけるダンスの効果の報告は限定的ですが，われわれは自作のダンスを作成し，高血圧患者の血圧や体組成が改善するか否かを調査しました。

Materials and Methods

宮上：順天堂大学病院総合診療科に外来通院している高血圧患者を対象としました。処方の都合上，基本的に8週間ごとに受診します。ほかの併存疾患の有無は問いませんでした。

除外基準として，

①医師から運動制限を指示されている者

②軽労作での呼吸困難がある者

③片足バランスの取れない者

④介入開始後に新規で生活習慣病の治療薬を開始/内服追加された者

⑤そのほか，研究者が研究中止が適当と判断した場合

としました。

ブラインドなしのRCTです。介入群はダンス動作を試聴して同じ動作を行う群，コントロール群は「何らかの運動をしてください」とのみ伝えた群です。乱数はExcelでランダムに発生させ，0.5以上は介入群，0.5未満はコントロール群として割り振り，管理は秘書が行いました。年齢，性別，降圧薬の内服の数，ほかの生活習慣病（糖尿病，脂質異常性，高尿酸血症など）の有無，ダンス経験，ダンスが好きか嫌いか（1～5段階），ダンスの継続率，楽しいと思ったか否かを調査しています。Main outcomeは，血圧の推移，診察室での血圧評価，Secondary outcomeは，体組成，運動習慣の増加，睡眠の評価，腰痛・肩こりの改善，幸福度の増加です。体組成は，バイオインピーダンスを使用して筋肉量，脂肪量，BMIを介入の前後で評価しました。

過去の研究で，自宅での離握手（グーとパーを繰り返す）4セット×2分を8週間行った研究で，介入前後で血圧が9 mmHg下がったというものを基準に，介入前後の血圧差を－9 mmHg, 標準偏差を9 mmHgと仮定しました。前後の相関係数を0.5として，15%程度脱落者が出ることを想定し，各群20人ずつのサンプルサイズとしました。

一番苦労したポイントはダンスです。適当なダンスを適当に自作したところでおそらく誰も認めてくれないので，WHOの定める適切な運動負荷である，運動強度(METs)が6を超えることを基準に，ダンスの指導者に作成してもらいました。これはランニングと同じか，ちょっと上ぐらいの強度です。1つの動画は10分ぐらいですが，やってみると汗びっしょりになります。4.5～7 METsの動画を5本作成し，70分/週で視聴してもらうよう依頼しました。呼気ガス濃度分析を使用して，質を担保しました。

一方，コントロール群には，「1日10分程度，ジョギングやエアロビクスなどをしてください」とのみ伝えました。

研究概要は**図1**の通りです。最初の2週間は何もしない通常通りの生活をする期間で，ベースの運動評価，食生活の評価をしました。アクチグラフを装着してもらい，生活活動量を可能な範囲で測定しました。2週間目〜次回受診時はダンスもしくは何らかの運動をしてもらいます。再診のときに血圧とアンケート，体組成，運動評価，生活習慣を評価しました。

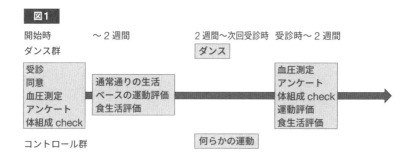

Results

宮上：実はまだ全例集まっていない状況です。目標は各群20人に対して各群15人リクルートしたものの，ドロップアウトが5人で，現在25人です。現在のところ各群でアウトカムに差はなく，収縮期血圧の差（ダンス群－コントロール群）は－11.10 mmHg（95％CI －25.19～＋2.99），p値は0.627，拡張期血圧の差は－5.09 mmHg（95％CI －12.55～＋2.37），p値は0.536です。12人が2回目を待っているような状況で，何とかいい数値を探そうしていますが，まだ最後まで出ていません。

本研究の課題として，①測定因子をたくさん設定してしまったが故に，結果が出るか自信がないこと，②ダンスという介入に対しては，RCTよりはシングルアームのほうが良かったのではないか，ということです。シングルアームとして論文を書くことも考えています。

あとは，コントロール群にとても張り切ってしまう人がいて，「運動してくださいね」と言ったら，2 kg減量して，血圧も10 mmHg以上下げるという，ずば抜けていい数字を出してしまいました。この人を抜いていけないことはわかっているのですが，こういうときどうしたらいいのか相談したいです。

1人だけ逸脱したデータを出す被験者がいたらどうする？

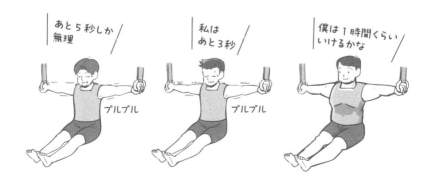

森本：よくできてる！　シングルアームで血圧が下がっても，そのエフェクトはダンスによるものかどうかわからないから，できるんだったらRCTが絶対いいよね。薬の治験ではないから，被験者に大きな迷惑をかけるものではないし，同意書さえもらえれば倫理的なバリアは低いと思う。プライマリ・ケア領域の非薬物療法のRCTはどんどんやって，どんどんエビデンスを出すべきだと思う。1人だけいい数字を出してしまう人がいるのはしゃあないわな。臨床研究の醍醐味やん。人間がすることやからね。

宮上：これはもう仕方ないものとして，Limitationで記載ですか？

森本：それが真実ちゃう？　20人いたら1人ぐらいはそういう人がいるのは現実だから，20人のなかに含めて出すべきでしょ。サブグループとして，例えば自己トレーニングをもともとしやすい人とそうでない人で解釈してみる。こういう状況が予測される場合はいろんなデータをとっておき，例えば，ものの考え方とかについて，入社試験で使うようなしっかりした性格判定をしたりしておくのは臨床現場にフィードバックするときに使いやすいよね。今回はもう今さら戻れへんから，Limitationに書く。性格によって行動が変わるだろうと書くことで，いけるはずです。性格判定に代わるようなデータはとっていないの？

宮上：もともとの運動習慣やダンス習慣のデータはとっているので入れます。

森本：サブグループ解析をすることによって，張り切ってしまうような人はどちらかになるから。サブグループは事前に規定しておく。サンプル数が下がって有位差もなくなることが多いけど，それとは別問題としてやっぱりいいよね。

宮上：ダンス群の継続率はデータを取っているので，そのサブグループはありなのかなとは思ったんですが。

森本：違う。継続率はアウトカムやから。僕は別の図表にしたほうがいいと思うんだよ。いわゆるSecondary analysisみたいな感じで。ベースラインのcharacteristics，男性群，女性群，高齢かどうかとは別物の話なので。なおかつ，ダンスを継続してるかしてないかって，ダンス群でしかありえないからな。どっちかというとadditionalな解析だよね。

サンプル数の少ない RCT は層別化を考慮

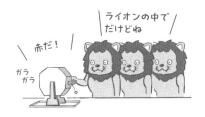
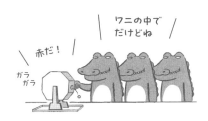
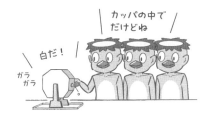
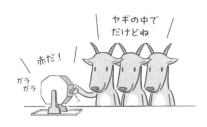
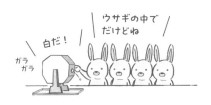

森本：ダンスの運動処方として，いわゆる標準的なものは存在しないんだよね？　論文化するときは，そのダンスのビデオをジャーナルのサプリメントとして世界デビューさせるわけね？

宮上：はい。その方向です。

森本：高血圧で通院してる人の年齢層が意外と若くない？　僕のイメージだと，もうちょっと年をとってて，こんなダンスはできないと思っていたけど。

宮上：平均50歳前後です。70歳，80歳になってくると，軽労作でハアハアしちゃうと思います。ダンスのような激しい運動ができるっていうのは，世代として60代ぐらいまでが限界なんじゃないかと。

森本：そういうこっちゃな。そういう理由で比較的若年の人を集めるのは，

Limitation にも相当するし，読者は 60〜80 歳には使えないだろうと解釈する．ベースラインのデータはランダム化のところに書いてあったけど，もしまた次やるとしたら，**重要なエフェクターは層別化してからランダム化するのがいいと思うのね**．単純ランダム化では全体としてのバランスが取れるけど，サンプル数が少ないときはサブグループ内でランダム化が乱れることがあるのよ．サンプル数が 100 を超えていれば，ほとんどの場合，アウトカムに影響を与えるようなベースラインの崩れは大きくないんだけど．これは治験と同じような考え方なんだけど，ダンスの習慣がある人のなかでランダム化して，両群揃えるようなことをしたほうがいいね．動画は大学院生に踊ってもらって，君は踊らなかったの？

宮上：僕もやったんですけど，僕が画面に出るときついんじゃないかと思って止めました．

森本：次の study は，君と大学院生の両方の動画を作って，継続率や血圧の低下率を出せるかもしれない．

ストーリーは必ずあるはず

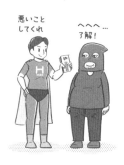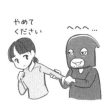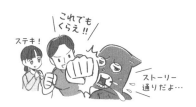

宮上：実はコントロール群のほうが筋肉量が増え，脂肪量と BMI は低下するという，ダンス群のほうが全部悪い結果だったんです．

森本：外来受診間隔 6〜8 週を 1 サイクルにして，測定の間隔は 2 週間ごとやね？ 血圧は下がったの？

宮上：血圧はダンス群のほうが下がりました。体組成が悪くなったにもかかわらず血圧が下がったのが，すごくいい結果なのかと思います。

森本：いい結果だけど，**それはちゃんと病態生理的に説明しないと。ストーリーは必ずあるはずで，それにちゃんと乗せる必要がある**。ダンスは有酸素運動だから，筋力が落ちるのは理に適ってる。マラソンとかも筋力が落ちるよね。

宮上：でもダンス群で脂肪が増えちゃってるんです。

森本：ダンス後のビールが美味しいんだろ（笑）。ダンス以外の要素をもうちょっと確認しとかないと。食事を変えていないかも確認したほうがいい。

宮上：ふだん測らない体組成を測るから，スイッチが入ってしまう人がいるんですね。介入前後の食事量は評価しています。

森本：体脂肪率は水分の状況によるので，同じ時間帯に同じコンディションでとるのも重要なんじゃないかな。こういった議論を Limitation に置いておくことはとても大事です。議論に関して，**いろいろなデータをちゃんと病態生理学的にきちっと説明ができることも大事だね**。逆に，超簡単な Limitation はあえて書かずに，査読の人に出番を置いとくみたいなテクニックはあります。サンプル数が少ないとか，日本以外ではどうだとかいう当たり前の話，**突っ込みやすい話は査読者に置いておいてあげなきゃいかん**。

ドロップアウトをどう解釈する？

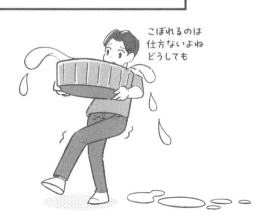

森本：ダンスの効果は 6 週間ぐらいで出たよね？　12 人・12 人で，群間差は 11 mmHg ？　プレゼンテーションの仕方として，収縮期・拡張期も，介入群と非介入群のそれぞれの前後差を見て，結果的にはその差が 11 mmHg だっていうふうにちゃんとプレゼンするといいんだけど。残り 3 人で優位差が出るんだろうね，残り 3 人が変わったことをしない限り（笑）。

宮上：出てくれるとありがたいと思ってます。

森本：サンプルサイズをちゃんと計算して，標準偏差は 9 でとってるんだね？

宮上：実際の標準偏差は今のところ 12 です。想定よりは差が開いてしまったところは，もう少しサンプルが増えれば有意差が出ると予想しております。

森本：最終的にドロップアウトを含めて，20 人・20 人だっけ？　15％（3 人）ドロップアウトを想定しているから，17 人いれば計算上は OK なわけね。想定より多くドロップアウトしてないか？　でも，おそらく 35 人ぐらいの時点で解析するから，まだまだいけると思うわ。ドロップアウトは，ダンスができないからドロップアウトにしたの？

宮上：時間がないとか，場所がないとかが理由でした。研究の同意撤回書にサインをして，もってきてしまった方々だったのでドロップアウトにしました。

森本：治験でいうと，同意撤回書の内容にもよるけど，内服を重複しようが中止しようが，2 回目の測定データがあるんであればデータは研究に組み入れるよね，全員。血圧のみだったら，2 回目のタイミングでドロップアウトしようとその後の参加を拒否しようと，毎回外来で測るので，どこかのデータは使えます。そういう意味では，Primary outcome が血圧であれば，血圧のデータは解析に入れられるのなら入れたらいいと思います。ドロップアウトした患者もセーフティについて評価する対象とすればいい。

宮上：ただ内服を重複して飲んでしまった人の場合，血圧が下がりすぎてしまうと思うんですよ。こういう人はさすがに除いたほうがいいのではないでしょうか。

森本：内服を重複する人もいるし，意外と薬を飲まずに余っている人もいるか

もしれません，真実はさ。**そういうことも含めて ITT（intention to treat）なんだよ，この study はね**。

戦略と思考法

・薬の治験ではないから倫理的なハードルは低い。どんどんやるべき。
・張り切ってしまう被験者はどうしてもいるから，サブグループ解析をすることを事前に想定しておけば良い。
・コントロール群のほうが悪い結果になってしまったなら，ほかの要素を確認して，議論を Limtation に置いておく。
・真実を書くべし！

ランダム化比較試験②

本論文は下記に掲載されています。

Miyagami T, Nishizaki Y, Imada R, Yamaguchi K, Nojima M, Kataoka K, Sakairi M, Aoki N, Furusaka T, Kushiro S, Yang KS, Morikawa T, Tohara H, Naito T. Dental Care to Reduce Aspiration Pneumonia Recurrence：A Prospective Cohort Study. Int Dent J 2024；74：816-22. PMID：38220512

さらに
感想戦

サブグループ解析を通して，
実臨床が見えてくる

　最後の臨床研究です。ケースレポートから始まり，前向きコホート研究，後ろ向きコホート研究と繋ぎ，最後はRCTで締めくくりです。前向きコホート研究の感想戦でも書きましたが，**治療効果を評価する前向きコホート研究をやるぐらいなら，RCTといった介入研究にしてしまったほうが，無駄な労力が少ないように思います**。唯一の欠点というか，大きなバリアは，患者さんから同意を取得する必要があることと，半分の患者さんには対照群となっていただくことの労力と是非です。患者さんからの書面か口頭同意は，実は前向きコホート研究でも基本的に必要なので，それが困難なら，オプトアウトによる後ろ向きコホート研究がベストですし，半分の患者さんを対照群に割り付けるのに気が引けるのなら，それもやっぱりRCTしてはいけないよね。**RCTの原則は，arm 1もarm 2もどちらも優劣がつかないから，患者さんゴメン，どちらがベターかわからないので，神様に治療選択をお任せします。それ以外の治療は私が責任をもってベストを尽くしますから，ということです。**

　その観点からは，このダンスの研究はRCTでよかったと思いますよ。患者さんにとって，ダンスの動画を渡されて運動の内容を規定されるのと，シンプルに運動してね，と言われるのとどちらがベターかわかりません。実際に運動してね，と言われるだけでしっかり運動する人はいますから，ダンス動画がみんなに有効ではない，というのも納得ができます。ダンス群だけのシングルアームの介入研究だったら，そういう事実に気づけませんでした。

　臨床試験の原則では，RCTの結果の解釈は全体集団における主要評価項目だけであり，他の評価項目やサブグループ解析は抑制的にすべしとされています。しかしである。実臨床では患者さんは本当に多様であり，逆にRCTでは本当に限られた介入しか評価できないので，どちらも不完全です。この不完全さを考えると，探索であり，過剰評価してはいけない，という前提のもので，**僕は積極的にほかの評価項目やサブグループ解析をやって，臨床現場の多様性や多様性の結果である治療効果の揺らぎを評価したいと思います。**このRCTも，一つ前のquasi-experimental designも対象患者や介入の問題で研究規模は小さくなり，サブグループ解析はどうしても限られた症例数になるので，まず有意差はつきませんが，それでもどのような傾向がみられるのかは評価したほうがよい。そして，興味深い示唆が得られれば，次のRCTに繋げよう。次のスペシャルトークも，積極的なサブグループ解析が起点となった成功例です。

column 10

最新の統計解析を学ばないと
いいジャーナルには通らない？

　統計解析には新作や流行りがあります。新作や流行りを誰が作るかというと，新作，流行りを売りたい人たちです。長く臨床研究で使われている安定した，堅牢な統計解析だけだとビジネスになりませんから。毎年新しいスマホや車が出てくるのと同じです。それは臨床系のジャーナルが使って欲しいと思っている統計とは異なることがあります。

　いいジャーナルに通すコツは，「臨床現場やエディターの意向を踏まえた統計解析」をすることです。人によっては最新の車よりも30年前のボルボのほうが安心できて，使い勝手がいいのと似ています。例えばベイズ流が頻度流よりもそのポテンシャルが発揮できるのは，新生児や未熟児に介入する研究のように，ランダム化臨床試験がしにくい，全員にベストな治療をしてあげたいけど，従来の治療よりもよいのかどうか評価したいといった場合などです。そういう場合に使うと，みんな納得しやすいのではないかと思います。全員をベストな治療群に割り付けて，過去の治療経験を事前確率として，生存率や治療効果をみるのはとてもよいと思います。そういう研究にベイズ流を使うとeditorからの評価も高くなると思いますが，従来の解析のほうがわかりやすいものにまでわざわざベイズ流を使い，臨床研究論文を現場で使う臨床医にとって論文理解のハードルを上げる必要はないと思います。つまり「ベイズ流を勉強し直さないといけない」というトレンドをつくり，臨床研究のハードルを上げると誰が得をするか，ということを考えるといいですね。

　いろいろな考え方があると思いますが，ランダム化臨床試験とかp値や信頼区間っていう臨床医にも非常に馴染みが深い，わかりやすいものがあるのに，なぜわざわざ新しいものを使おうとするのか。新しいデザインや生地にワクワクする人もいますが，意図的にトレンドを作って変えようとするのは，皆さんのクローゼットの中身を入れ替えて，新しい服をたくさん買ってもらうためです。我々は患者さんのためになることは喜んでやるんですが，その手法自体が患者さんのためになるか？　という話になるわけです。**統計解析については，ジャーナルのeditorやreviewerとやり取りをしているなかで，必要な対応をしていけば十分だと思います。**

column 11 「これから統計解析を学びたい」，何から始める？

　新しい統計解析の手法を世界中の統計家が何百と開発していますが，そこから多くの臨床研究論文に標準的に使われて生き残るのはほんの一握りです。Cox比例ハザードモデルは1972年に開発されものだけど，堅牢で，みんなが使ってくれたから生き残っている。一方で，なんとかindexと名のついたものの多くは，そのうち使われなくなっていく。**「どうしてもこれでなくてはならないもの」ってないよね。**

　僕はいつも臨床研究ワークショップの3日間で，**基本的でスタンダードなものをきちんと，自分のフィールドで使える**ように教えています。論文を投稿して，エディターに特別な解析を求められたらそのときにやればいいのであって，特別な解析をしないから落とされるということはない。論文のネタが良くて，データも魅力的で，ジャーナルのeditorサイドが本当に必要な解析があると考えるならば，その手法を提案してくれるはずです。そこから改めてその手法を勉強すればいい。

　僕がハーバードから日本に帰ってきてからの20年間に新たに学んだ手法は，そういうeditorとのやりとりのなかで必要だと言われて改めて勉強したものばかりです。**最初から難しいものを学ぶ必要はまったくないです。**

　数学が苦手だと統計解析はできないかというと，そんなことはないです。高度なことや，統計手法を開発しようとしたら別ですけど，僕がワークショップで教えているようなことは，**足し算引き算ができれば理解できます。**

column 12 p 値の考え方が変わった

　p 値の考え方はたしかに変わりました。昔は 100 例 200 例で臨床試験をして
いましたが，現在は 1,000 例，10,000 例規模の大型臨床試験ができてしまうの
で，当然 p 値は有意差が出やすくなります。症例数が多いと，エンドポイントも
いろいろと評価できますから，**ほとんどのトップジャーナルは p 値についてすご
く厳しくなりました**。p＜0.05 を使うのであれば 1 個のエンドポイントにしなく
てはいけないし，エンドポイントを 2 つにするのであれば p＜0.05 よりもさらに
もうちょっと厳しくしようというのは，研究環境が進歩して大規模試験が可能に
なってきたということだと思います。

　結果の堅牢性という意味では，著者が 2 パターン，3 パターンの解析をやって整
合性のある結果が出ることを示してくれないとジャーナルは安心して載せられな
い。昔は 1 パターンで良かった，p 値がパンと出れば良いというコンセプトだった
んですけど，研究結果の再現性というのが大きな問題になってきた。2 パターン，
3 パターンの解析をやらないとジャーナルに通らないというわけではないですが，
感受性分析を提示して，**結果の堅牢性と安定性を見る**というのは，多くのジャー
ナルから求められるようになった。感受性分析とは「もし～なら」という if 前提
で，患者さんレベルだと「患者さんが真面目に受診しなかったら」「薬を飲まなかっ
たら」とか，研究レベルだと「測定タイミングが違っていたら」「評価方法が異なっ
ていたら」といった感じで，いろいろと起こりうる状況を仮定した追加解析のこと
です。**If 前提が安定してくればジャーナルにも載せやすい**，ということです。

　じゃあ，if 前提が 5 つあって，そのうち，3 つが有意だったけど，2 つが駄目
だったというときどうするか。**そこはやっぱり「書きっぷり」やね！**　そこで p
値にこだわる人は負けるわ。感受性分析してても結論，方向性を臨床的に評価し，
p 値が動くのは当然だというセンスさえもっておけばいい。例えば，オッズ比が
主解析では 1.45，感受性分析をしたら 1.36 で有意差がなくなるとかいったとき
に，結果の方向性は 45％ のリスク増加があり，感受性分析ではそれが 36％ だっ
た。で，その変化によって p＝0.04 から p＝0.06 になったときに，結果が合わ
ないというのか，ほぼほぼ安定しているというのか，それが「書きっぷり」だよ！
p 値にとらわれている人はそこで止まってしまう。**p 値にとらわれないで見るっ**

ていうのが大事だと思います。

　学会発表を聞いていると，p値ばっかり気にして，「これこれは群間差がありま
す。これこれはありません」というプレゼンが多いが，違います！　p=0.1だと
しても，75歳と65歳は差があるのは当然だし，それをきちんと説明すべきで
す。p値はもちろん信頼性という意味では大事ですが，それは表向きであって，
臨床現場のセンスとしてはどう解釈するのか，その説明のほうが重要です。

column 13　p値よりも95%信頼区間が大事

　95%信頼区間は±2SD（推定値の信頼区間はSE）で，逆に推定値の差をSEを
割ったものがp値だから，p値が小さかったら95%信頼区間の範囲は広くなる
し，p値が大きければ狭くなる，裏表なんやね。式でも完全に入れ替えられるか
らね，足し算引き算式で。群間に差がなかったら，95%信頼区間が0を含んでい
るから，p=0.06〜0.04，きっちりやと0.05や。**それでもp値はダメで95%
信頼区間のほうが大事というのは，ちょっと騙してるところがある**（笑）。

　p値よりも95%信頼区間がいいのは，解析集団のイメージがつくから。p値は
有意差があるかどうかテストするけど，95%信頼区間はテストしていない。範囲
を言っているだけだから。

　p値というのは論理上は確率を出している。検定といって仮説が正しいか試し
ている。**年末年始のガラガラ福引で抽選するみたいなことやね。**p値1回目，p
値2回目，p値3回目……という感じ。たくさんガラガラを回したほうが，p=
0.05を切ることが多くなるわけよ。ところが95%CIはガラガラを回していな
い。最初から95%と求めているから。ガラガラしていない，検定をしていない
という条件です。

ランダム化比較試験

スペシャルトーク
臨床研究の表と裏 ―NEJM掲載秘話―

森本　剛

NEJMに掲載された論文(Endovascular Therapy for Acute Stroke with a Large Ischemic Region. N Engl J Med 2022；386：1303-13. PMID：35138767)。
NEJMに日本から載せるのは非常に困難というか，ほぼ不可能です。なぜ不可能を覆して掲載されたのか，その戦略を表と裏から語ります。

まずはA面

脳梗塞に対する血管内治療

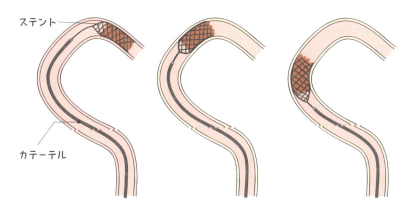

　t-PAによる血栓溶解療法が脳梗塞に対して適用になる前は，脳梗塞に対する治療は安静＋リハビリテーションしかありませんでした。

虚血性心疾患に対する血管内治療は，冠動脈内にステントを留置して血管を広げます。脳梗塞では 2014 年にステント型の血栓回収機器が認可され，血栓を絡め取って回収します。血栓を回収すると血管が再開通し，脳実質への血流が劇的に改善します。ただし，blood brain barrier が破綻している場合は，脳出血などの大きな副作用も発生します。これを避けるために，血管内治療（EUT, Endvascular Therapy）の適応にはガイドラインがあり，①発症前に自立していた，②4 時間半以内に t-PA 投与された，③脳主幹動脈に閉塞がある，④18 歳以上，⑤重症脳梗塞（NIHSS 6 点以上），⑥画像上，脳梗塞が中大脳動脈領域の半分以下，⑦発症から 6 時間以内に治療を開始できる，といった基準があります。

　しかし，実際にはガイドラインの基準を満たさない患者が多数います。そこで僕と共同研究者たちは，広範囲の初期虚血性変化を有する脳主幹動脈急性閉塞症患者（ASPECTS 3-5 または DWI-ASPECTS 3-5）を対象として，血管内治療の有効性を評価する，多施設共同，企業の協賛なし，無作為化，非盲検による臨床試験を行いました。臨床試験以前にレジストリ研究を行ったのですが，その登録患者では，例えば，IC/M1 以外の閉塞部位：37.9%，ASPECTS＜6：21.8%，rt-PA 未使用：60.3%，Onset-to-doortime（ODT）＞285 min：29.6% というデータを得ました。これらのデータを元に臨床試験を設計しました。

　この臨床試験では 235 人を登録したうえで，32 人を除外した 203 人を血管内治療群（EVT）（101 人）と非血管内治療群（no EVT）（102 人）にランダム割り付けし，ランダム化以降に EVT 群から 1 人同意撤回し，Primary Analysis では EVT 群 100 人，no EVT 群 102 人で解析を行いました。さらに現場での診断を再評価し，Secondary Analysis では EVT 群 94 人，no EVT 群 94 人で解析しました。

　EVT 群における rt-PA の実施率は 3 割弱，ODT は 3 時間強，画像診断の実施は ODT からほとんど変わらず約 3 時間，血流が再開した患者は 86% でした。日本では救急外来で MRI が撮れ，梗塞領域の volume を測れます。海外では簡単にはできないことです。

　主要評価項目である発症 90 日後の mRS 0～3 の割合は，EVT 群 33%（31 人），no EVT 12.8%（13 人）でした［Relative risk（95%CI）：2.43（1.35-4.37），$p=0.002$］。EVT 群が有意に有効という結果ですが，EVT 群であっても，約 3 割は中等度の障害（mRS 4），約 3 割は重度の障害（mRS 5）か死亡（mRS 6）です。

副次評価項目では症状の改善と安全性をみています。48時間のNIHSS 8点以上の改善は，EVT群31.0%，no EVT群8.8%［Relative risk（95%CI）：3.51（1.76-7.00）］，48時間以内の症候性の頭蓋内出血はEVT群9.0%，no EVT群5.0%［Relative risk（95%CI）：1.84（0.64-5.29）］にみられ，48時間以内のあらゆる頭蓋内出血はEVT群58.0%，no EVT群31.4%［Relative risk（95%CI）：1.85（1.33-2.58）］という結果でした。

　p値を記載しているのは主要評価項目だけです。副次評価項目でも有意差がありますが，載せていません。逆に，安全性についてはすべてp値を載せています。**p値に関しては世界的に厳しくなってきています。p値というのはつまりエラー率なので，有効性についてはエラーを減らすべきで，安全性についてはエラーがあっても構わないというコンセプト**です。

　NEJMのメディアチームが論文内容の動画を制作してWEB掲載してくれました（https://www.nejm.org/do/10.1056/NEJMdo006446/full/）。制作費用もNEJMの負担です。

次にB面

　レコードではA面よりもB面が面白いというのはよくあります。

keep in touchの大切さ

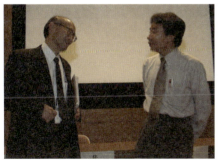

Thomas H Lee先生と著者

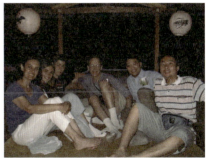

ハーバードの恩師家族と著者

今回のNEJM掲載がどこから始まったのか考えると，2001年のハーバード大学公衆衛生大学院留学に遡ります。ハーバードで「アカデミックライティング」の授業を担当されていて，いまだに仲良しのThomas H Lee先生は，NEJMのAssociate editorであり，先日姉妹誌のchief editorになりました。アカデミックライティングは臨床医にとってとても重要だけれども，日本の医学部のカリキュラムにはないし，卒業してからも誰も教わらない。結果，日本人の論文がどうなるかというと，「自己流」と「コピペ」になりがちです。**日本からの論文が海外のいいジャーナルになかなか通らないのは，国や言語のせいもあるけれども，paper styleやsubmission techniqueについての教育がまったくなされていないことが大きい。**Lee先生は僕が帰国してすぐに，「Takeshi, NEJMに書こうぜ」とSpecial Articleにinviteしてくれました。ただ，この論文はニッポン的なことがいろいろあって，最終的にAmerican Journal of Medicine (AJM) に掲載されました。

　ここで強調したいのは，「keep in touch」の大切さです。NEJMはハーバードの雑誌です。彼らの多くはeditorですし，表に出てこなくても裏ではreviewerとして間接的にかかわっています。彼らの人間関係や人柄を普段から知っておき，こちらの人柄も知ってもらっておくことは大事です。**今日は飲み会の仲間であっても，明日にはアカデミックなサポーターになってくれます。**

ローマは1日にして成らず，研究も1日にしてならず

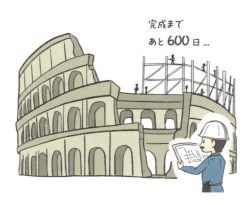

多施設共同研究としては，自分で Cohort を立ち上げたり，循環器内科と協力して千例，万例単位の研究をやったり，20 年ほどいろいろな研究をしてきました。DESIRE trial の主論文は日本の救急領域で初めて JAMA に掲載されましたし，GRACE-VAP trial は欧米の reviewer，editor から「欧米のガイドラインとは違う」とけちょんけちょんにされましたが，ベッドサイドでのグラム染色の有効性について世界初のペーパーになりました。

そんな経験から感じていることは，多施設共同研究は

・症例は想定したほどは，集まらない

・スタートが悪いと，そのまま……

・大学教授は「やろうやろう」とは言うけれども，教室員は必ずしも乗り気ではない，そのうえ無駄な authorship が増える

・意見の集約に時間がかかる。論文回覧に時間がかかる，ほとんど返事がない

ということです。何もしない人は author に入れるべきではないと思います。

それでどうするのがいいかというと，

①コアチーム作りは重要。

・実動が見込めない大学教授はできるだけ入れない。

・動きがいい数人で構成，自分もよく動く。

②現場の医師には研究上の判断は困難。

・とにかく迷ったら登録してもらう。

・困ったらすぐに連絡してもらい，24 時間以内に返事ができる体制を構築しておく。

です。自分が動くことが大事です。人任せはうまくいきません。プロトコル通りではない症例は毎日たくさんありますので，とにかく「迷ったら登録」「困ったらすぐに連絡」とお願いして，年末年始であってもメールは確認して「これはもっと待ちましょう」「これはとりあえず登録して」と細かく対応をしています。**臨床研究は病棟業務と同じで，レスポンスが大事です。プロトコルにもどこにも書いていませんが，成功にはこのシステムが重要です。**

前のデータを参考にする

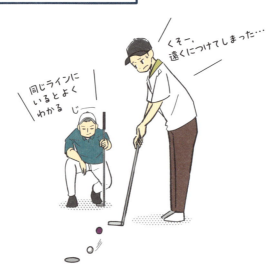

　この NEJM の元になったのはレジストリ研究です。まず，RESCUE-Japan-Registry（2010 年～）は僕が関わる前のレジストリで，全国 84 施設から超急性期脳主幹動脈閉塞症を伴う虚血性脳血管障害症例 1,454 例が登録されましたが，あまり論文は出ませんでした。

　僕が関わるようになった RESCUE-Japan RCT, Registry 2（2015 年ごろ～）は当初 RCT としてスタートしましたが，残念ながら登録開始 2 カ月後，18 症例を登録したところで，NEJM に「血管内治療のほうが有効性が高い」というペーパーが出てしまい，世界で同時に走っていた RCT が次々に中断しました。ただ，**NEJM がすごいのは，このペーパーを採用したけれども，同時に走っているペーパーについてもちゃんと情報をもっている。一番目は絶対に通りやすいけれども，二番目であっても，エビデンスを追加したり，適切に分析すれば可能性はあります。**我々のほうの RCT は中断しましたが，レジストリは継続し，2017 年に JAHA に載りました（Endovascular Therapy in Ischemic Stroke With Acute Large-Vessel Occlusion：Recovery by Endovascular Salvage for Cerebral Ultra-Acute Embolism Japan Registry 2. J Am Heart Assoc 2018；7：e008796.PMID：29695384）。

　こちらのほうはメインペーパーが通ったあとのサブ解析もちゃんとコントー

ルしています。Publication を保証するかわりに，解析と執筆をチェックさせてもらうこととして，22 報を掲載，うち 4 報は脳卒中領域のトップジャーナルである Stroke に掲載しました。**サブ解析会議を行って，ほかの研究を食わないようにしているのが僕のスタンダードなやり方です。レジストリ解析を通じて研究者のトレーニングも行い，ほかのターゲットはないかも検討して，次の RCT へつなげます。**その際に「Low ASPECTS」という広範囲な脳梗塞を対象にした研究は世界中どこにもないことがわかりました。「Low ASPECTS」はガイドライン対象外となっていて，レジストリに登録された患者で解析してみると，EVT のエフェクトがオッズ比で 2.85 ぐらいとなり，「EVT の効果はある」ものの，それでも多くの人は死亡か後遺症が残る結果でした（これは後日，僕たちが NEJM の論文に出した結果とほぼ同じです）。そこで次の RCT は，この「Low ASPECTS」を対象にすることにしました。

戦略的にスケジュールを立てる

試験の進捗

2018/10/1 研究審査委員会（IRB）の承認
2018/10/16 Clinicaltrials.gov への初回試験登録

試験実施計画書作成

2018/11/29 最初の患者登録
患者登録
2021/9/21 最終の患者登録
follow-up
2021/11/20（12/20）follow-up の終了

2018/10/1 データセンターの設置
データのマネジメント

2019/6/1 イベント評価委員会・画像評価委員会によるデータチェック
イベント評価・画像評価
11/25 執筆委員会
2021/7/1 執筆開始
論文のドラフト
2021/12/6 投稿
2022/2/9 国際脳卒中学会 2022

2018年10月1日に研究審査委員会(IRB)の承認を得て，16日にClinical-Trials.govに登録，最初の患者登録が11月29日で，2年で登録終了するはずでした。ただ，COVID-19の影響もあって延長し，最終のfollow-upは2021年12月20日と，約3年かかりました。

主要評価項目

主要評価項目については，当初，脳卒中の専門医からは過去のRCTと同じmRS 0〜2(介助なし自立)にしようという意見でした。ただ，広範囲脳梗塞患者ではmRS 0〜2を達成する率が低く，症例数が膨大に必要となることが考えられ，mRS 0〜3(補助なし歩行)としました。もしmRS 0〜2としていたら，症例が集まるのが遅れ，ペーパーになるのも数年遅れていたと思います。

症例数設計(パワー0.9，棄却水準両側0.05，脱落率0.15，優越性設計)は，レジストリデータから非血管内治療群のmRS 0〜3の達成率は同じ程度だろう(12.5%)と想定し，ほぼ同じ施設での実施ですが，観察研究は効果を過剰評価することが多いので，調整オッズ比3.42から20%割り引こう(3.42×0.8＝2.7)と考えました。最終的な結果は，非血管内治療群のmRS 0〜3の達成率12.7%，血管内治療のmRS 0〜3達成のオッズ比3.07でした。オッズ比3.42のまま出していたら負けていたと思います。

画像評価認定システム

画像判定についてはジャーナルから厳しくチェックされます。米国であればすべてのCT画像は放射線科医がチェックするのがルールですが，日本では放射線科医が必ず読影するわけではないので，医師が自分勝手に評価していないことを証明する必要があります。ですので，**事前に全員に画像を規定の枚数読影してもらい，画像評価認定に合格すれば認定書を出しました。**ペーパーに「All site investigators were certified assessor of the ASPECTS」と書くためには，**数年前からこのような準備が必要です。**

直接指示できる体制をつくる

2021年5月には症例が集まる見通しとなり，ゴールの可能性が見えてきたところで最終準備に入りました(もし，結局かけ声だけで，症例が集まりそうに

なければ，その先は頑張っても……）。僕は Study Steering Committee（研究運営委員会）と Chief Study Statistician（統計解析責任者）を兼ねています。臨床試験ではデータセンターや研究事務局は大学とは別の組織にあって，細かな指示が出せないことが多いのですが，両方僕の直接下におきました。毎週ミーティングをして，データセンターにはクエリ，クリーニング，解析の指示を出し，研究事務局には最後の症例登録の後押し，クエリ対応依頼の指示を出しという，細かな指示ができることが大事ですね。

また，イベント評価委員会を作って，僕のところの大学院生を 3 人動員し，イベント評価だけではなく，図表作成からデータ集めまで，あらゆることをしてもらいました。この 3 人はよく働いてくれたので，全員 author に入れました。**ターゲット学会や雑誌の決定のみならず，authorship の基準作成も研究代表者に依頼して僕の意見が通るようにしてもらいました。**

ターゲット学会，雑誌を決める

2021 年 6 月には，ターゲット学会を 2022 年 2 月 9 日からの国際脳卒中学会（International Stroke Conference，ISC）2022，雑誌を NEJM，できれば同時リリースと決定しました。患者数が 200 例に届いていませんでしたので，試験期間を 6 月末から 9 月末まで 3 カ月延長することとしました。ISC の Late-breaking の締め切りが 11 月 3 日で，Late-breaking と同時ということであれば雑誌も比較的短期間でレビューしてくれるのでぎりぎり間に合うだろう，Late-breaking でなければ 2 カ月では絶対に査読が間に合わないという状況です。Late-breaking は，基本的に paper として発表されていないものに限られます。

2021 年 9 月以降はすべてが同時並行です。患者登録，登録時の入力内容確認，90 日経過した症例の入力催促，データセンターで日々矛盾を見つけてはクエリ依頼，完成した部分からイベント評価委員会，画像判定委員に回してブラインド評価，評価前のデータを元に予備解析をして仮図表作成，学会抄録と論文執筆を開始し，大学院生に檄を飛ばして走らせ，……とどんどん進めます。

11 月 3 日には ISC 抄録締め切りに合わせて，研究事務局担当者，イベント評価委員長とみんなで山籠もりして論文合宿をしました。僕らの**いつもの** SDGs〔Science，Drinking，Golf，hot Spring〕です。

177

Science！Drinking！Golf！hot Spring！
論文合宿

これが SDGs！

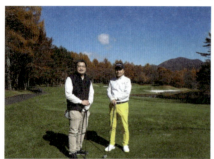

論文の合間にゴルフ

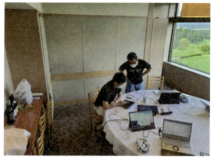

ゴルフの合間に論文

ライバルの情報を収集し，担当 editor とのチャネルを作る

　ClinicalTrials.gov の情報が古いと感じ，研究代表者の国際ネットワークを通じてライバルとなる 5 研究の進捗状況を調査すると，COVID-19 の影響で遅れてるということがわかりました．僕たちの研究が 12 月に終了予定なのに対して，米国の SELECT-2 が同時期に終了の予定だけど遅れている，中国もライバルになるとわかりました．また，NEJM の editor とコミュニケーションして，研究結果はまだ言えないがとても興味深い結果が出ていること，Positive でも Negative でも世界初の RCT の結果報告になること，研究の質は保証することなどを伝えました．

　NEJM という雑誌は基本的に，
- Practicechange ができる論文を採用
- 後で間違っていたことになる論文は絶対に出したくない
- 感度は最低でいい，特異度をトコトン上げたい
    感度＝掲載論文/載せるべき論文
    特異度＝却下論文/載せるべきではない論文
- そのため，担当 editor による却下の裁量はとてつもなく大きく，最初に担当してくれる Deputy/Associate editor の印象や受け，関係性が最重要

です。そこで僕は NEJM にお願いして下手に知らない editor から editorial kick とならないように，Invited 扱いにしてもらい，担当 editor を決めてもらいました。

怒涛の年末

2021 年 11 月の論文合宿で初稿が完成し，推敲を繰り返してから，11 月の中旬から共著者の回覧を開始しました。2021 年 11 月 25 日の日本脳神経血管内治療学会（福岡）には共著者が集まるので，そこに合わせて investigator meeting を開き，その場で論文内容の再確認や質疑応答を完了させて，論文内容についての承諾を得ました。Meeting が想定以上にスムーズに進んだので，その夜は午前 2 時まで前祝いで飲んで，翌日のゴルフに遅れました（笑）。

そこから年末にかけて独立データモニタリング委員会を開催し，12 月 6 日に NEJM に投稿しました。この時点では最終 follow-up 患者の最終予後調査はまだ終わっていません。11 月末の段階（allowance 内）に調査した結果を利用して解析，執筆を行い，調査中だった有害事象は後から付け加えることにしました。最終登録患者の 90 日目である 12 月 20 日に 11 月末の結果と変わらないことが確認でき，データを確定させました。

ISC 2022 Late-breaking の採択結果は 11 月末に届くはずでしたが，1 カ月遅れの 12 月 24 日に届きました。おそらく ISC が他の研究グループとやり取りをしていたためで，ISC とのすったもんだは発表当日まで続きました。**ISC からは「投稿中の雑誌を言わないと落とす」と言われ，NEJM からは「査読中の内容を言ったら落とす」と言われましたが，最終的にはなんとか仲介して NEJM と ISC で話がついたようです。**

元旦の朝 7 時に revision の連絡

元旦の朝 7 時に NEJM から revision の連絡がきました。担当 editor の意向で fast track ではなく normal track になったことで，3 週間をまるまる使っての返答でした。p 値は primary と safety だけに，結果は OR ではなく RR で，と担当 editor から draft に直接指示がありました。Editor's comments や Reviewer's comments に一問一答で丁寧にコメントしたので，返答は 54 頁に及びましたが，大したことはありません。これまでもいろいろな論文で 200 頁ほどに

もなったことがあります．結果的にDiscussionは全面書き換えになりました．1月10日にresubmissionし，1月14日には「Takeshi，通ったよ」と担当editorから個人メールが来て，1月17日に正式なacceptの連絡がありました．

　僕たちの論文がacceptされたことにより，世界で同時に走っていた同じテーマのRCPはそれからストップしました．翌年アメリカと中国のものはpaperになりましたが，残り3本は相当遅れるようです．

　論文掲載後はレターがあります．ホットトピックなので，たくさんレターがきましたが，担当editorがほとんどはrejectしました．一つだけ，出版するから回答せよと指示がありました．そのレターでは，僕たちの論文の弱点やまだ研究の余地があることを主張していました．**レターの送り主が同じテーマを研究していて，この論文の後に出た論文のauthorだったというのは後でわかりましたね．**

飲み歩く時間が未来への研究の礎になる

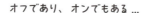
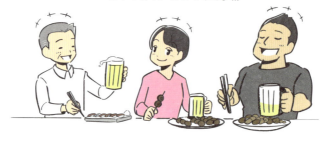

オフであり，オンでもある...

　僕は研究チームを取り仕切るときに，いつも5年先を見て考えています．面白い発想は，普段の業務や雑談のなかにこそあると思います．会議やカンファレンスは今日の病棟や入院患者のことを議論しますので，新しい発想は生まれにくい．**「5年先はどうなる？」という議論は，「よくわからないけど」「どうなるかわからないけど」という前置きが許される．新しい発想や気づきは雑談や世間話のなかから生まれると思います．**新しい発想を気の合う仲間でゴルフ場で何度か話しながら煮詰めていくと，5年後くらいにはpaperになります．普

段の仲間や時間を大切にすること，一見無駄と思える時間のなかに出てくる直感が僕のなかでは大事です。だから**飲み歩くのも仕事と個人的には言っているけど，今のところ誰にも理解されていません（笑）**。

　先日，韓国の国際学会でアカデミーメンバーとレストランに行ったら「通じる」と聞いていた英語が全然通じませんでした。韓国語ができるうちの秘書が店員と韓国語で話し，それを秘書が日本語で僕に話し，僕がそれを英語にしてみんなに話しと，30人ほどのアカデミーのパーティーでずっと通訳して，「Takeshiがいなかったら今日はレストランで食事ができなかった」とたいへん喜ばれました。飲み会で使う英語はちょっと難しいので，今後大学の授業に取り入れられたらと思っています。

戦略と思考法

- たくさんのreviwer・editorと「keep in touch」して，サポーターになってもらう。
- 多施設共同研究では，自分が動くこと！人任せはうまくいかないと銘じよう。そして「何もしない人」はautherには入れてはいけない。
- Science，Drinking，Golf，hot Springが信条。未来に向けての発想や気づきは，雑談や世間話の中からこそ生まれる。

> さらに
感想戦

最高峰には
チームワークの信頼性で挑め！

　さて，最後の感想戦です。このスペシャルトーク自体が，うまくいった研究の感想戦みたいなもので，改めて読み直しても，これ以上ベターなことはできないかな？　という気がします。

　エベレストに登ることを想像してみて下さい。NEJMもまあ，我々日本人にとってはエベレストみたいなものかと思います。どうやって登りますか？　一人では登れませんよね。**一緒に登山して，ザイルで繋いでお互いの命を預けられる仲間が必要ですよね。**常にコミュニケーションを取りながら，お互いに助け助けられながら登っていきます。逆に，ほとんど荷物は持たず，足手まといで，でも最後に登頂の名誉だけは得る人は避けたいですよね。チーム作りはそんなものだと思います。

　出来れば，先に少し低い山でしっかり練習もしておきたいですよね。いきなりエベレストは無理です。最後，エベレストに登るときは，エベレストに慣れたシェルパがいると心強いですよね。そのシェルパとも，今回の登山で始めて組むとうまく行くかどうかわかりません。何年も付き合いのあるシェルパだと気心が知れていて安心です。そんな感じです。もちろん大金をはたいてヘリコプターで頂上に行く手もありますが，それって本当に実力？

　もう一つ，臨床研究に限らず，**研究って，誰に教わったか，誰と組んだかで結果がまったく変わってしまいます。**ハーバード大学公衆衛生大学院でThomas H Lee先生と出会わなかったら，僕の研究や論文スキルはもっと低かったはずです。Lee先生だけでなく，僕の臨床研究能力を鍛えてくれた恩師がハーバード大学には大勢いて，今でも親交が続いています。このNEJMに掲載された広範囲脳梗塞に対する血管内治療のRCTも，たまたま日本でこの領域のリーダーが，registry研究の段階から僕に声をかけてくれたことがきっかけです。これらの偶然の幸運な出会い，serendipityがトップジャーナルを目指すうえでとても大きなものだと感じています。実力に加えて，**エベレスト登山もやっぱり，天候に恵まれる必要があります。**

　最後に，飲み歩くことやゴルフをすることが，僕にとってはいい研究を実施するための重要な要素であるかの如く書かれています。僕は本心でそう思っていますが，必ずしも酒を飲まなくてもいいですし，ゴルフをしなくてもいいと思います。ただ，一緒に研究をする仲間とのコミュニケーションを普段から大事にすること，そして目先の業務の話ばかりではなく，「よく分からないけどポテンシャルがありそうな研究（妄想？）」について雑談する機会をたくさんもつこと，が大切だと思っています。よう知らんけど。